ANJA JAHNKE

Liebe rein, Scheiße raus

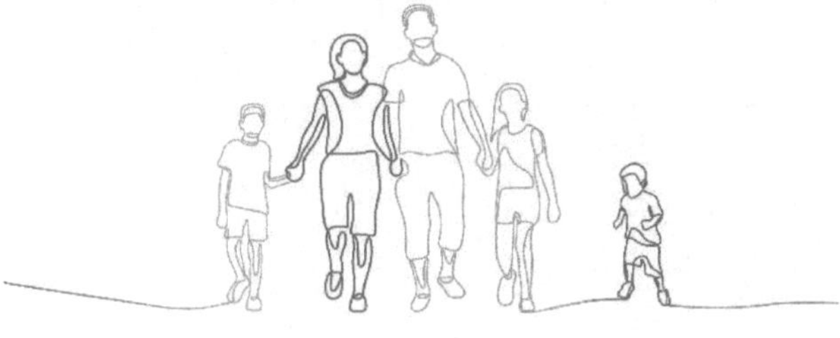

© 2022 Herstellung booksfactory
Bestellung und Vertrieb: Nova MD GmbH, Vachendorf.
ISBN: 978-3-96966-910-5
Liebe rein, Scheiße raus
1. Auflage
Anja Jahnke, Siegfried-Marcus-Straße 12, 17192 Waren (Müritz)
© Lektorat: Nina Krönes, Lektorat Zeilenkleid – lektorat-zeilenkleid.de
© Korrektorat: Tanja Balg – lektorat-tanja-balg.de
© Buchsatz: Mary Kuniz – www.marykuniz.de/herzblut-buchsatz
© Cover- und Umschlaggestaltung: Laura Newman – design.lauranewman.de
© Hintergrundbild Cover: Ole Steindorf
© Autorenbild: Bonny McKenzie

Für Helge

♥

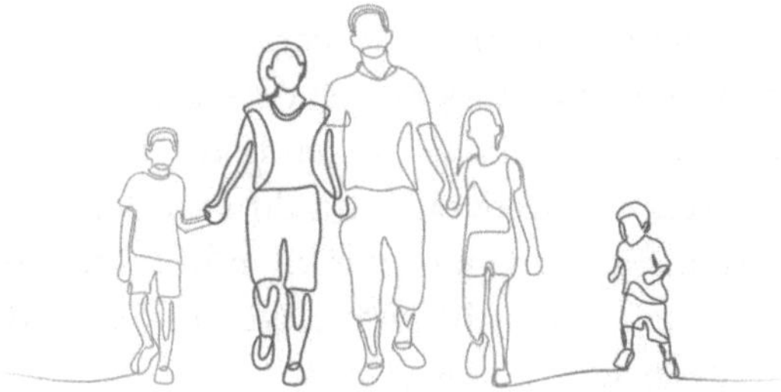

Vorwort

In einer Zeit größter Verzweiflung und auf der Suche nach dem Sinn meines Lebens verfestigte sich die Idee, meine Geschichte in die Welt hinauszutragen. Ich durfte diesem Verlangen nachgeben und wählte zum Schutz meiner Familie das Romanformat, um Erfahrungen und Gefühle in meine Protagonistin Isabella Wagner zu projizieren.

Personen, die eine wesentliche Rolle in meinem Roman spielen, wurden vorab über mein Projekt informiert. Unter verschiedensten Voraussetzungen konnten sich alle vorstellen, ein Teil von Isabellas Weg zu sein. All die anderen Begebenheiten und Personen sind frei erfunden.

Bereits vor der Veröffentlichung hatte dank dem Wettbewerb «Bold and Untold» von BOLD-books ein breites Publikum die Chance, die ersten vier Kapitel zu lesen. Die positiven Rückmeldungen gaben meinem Gefühl recht: Ich bin mit diesen

Emotionen nicht allein und erreiche Menschen mit meinen Worten persönlich.

Schon deshalb möchte ich dir sagen, dass es eine Stärke ist, Schwäche zu zeigen und Hilfe anzunehmen. Achte bitte darauf, ob du von den Inhalten des Buches getriggert wirst, und folge deinem Herzen und deiner Intuition, wenn sie dich darum bitten, genauer hinzuschauen.

Am Ende des Romans erwartet dich ein Geschenk, das dir Einblicke hinter die Kulissen gewährt.

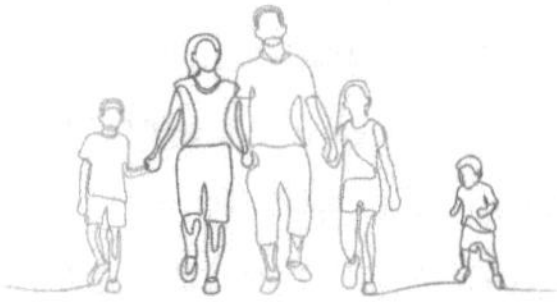

1

Ich sitze in der Küche auf dem Boden, meinen vierjährigen Sohn fest in den Armen. Sein Blick ist von mir abgewandt. Oskars Körper ist angespannt. Er weint und schreit und hat mich kurz zuvor in seinem Trotzanfall beinahe getreten. Mein fester Griff macht ihn noch wütender, aber die Angst, dass er mir wehtut, ist zu groß, als dass ich ihn loslassen könnte. Sanft rede ich auf Oskar ein und bitte ihn, sich zu beruhigen. Meine Erklärungen, dass ich meinen Griff lösen werde, sobald er sich beruhigt hat, verhallen in seinem lauten Geschrei. Immer wieder wirft er seinen Kopf zurück. Stetig weiche ich ihm aus. Ein Moment der Unachtsamkeit, und der kleine Kerl schafft es, mit seinem Kopf einen Treffer zu erzielen. Sein Hinterkopf kollidiert mit meinem Nasenbein. Mir wird schwindelig und gleichzeitig spüre ich diese unbändige Wut in meinem Körper aufsteigen. Mein Magen brennt. Der Hass ist in diesem Moment so groß, dass ich den Impuls, dieses kleine Kind mit Schwung aus der Küche zu werfen, nur dadurch abwenden kann, es loszulassen. Oskar rappelt sich auf, dreht sich um. Die Wut steht ihm in sein hochrotes Gesicht geschrieben. «Du bist so eine scheiß Mutter!» Die Augen voller Tränen sucht Oskar schnell das Weite.

Ich bleibe zurück. Die Arme fest um die Knie geschlungen. Mit sanften Bewegungen wiege ich meinen zusammengerollten Körper vor und zurück. Wie ferngesteuert. Blut tropft aus der Nase auf meine Hose. Mir wird heiß und kalt.

Die Haustür fällt ins Schloss. Mein Mann bringt Benno, der viereinhalb Jahre älter ist als Oskar, donnerstags immer nach der Arbeit vom Schach mit. Als er mich in der Küche auf dem Boden sitzen sieht, schickt Paul ihn direkt in sein Zimmer. «Was ist denn nun schon wieder passiert?!» Mein Mann reicht mir ein Tuch für meine blutende Nase.

«Oskar wollte noch ein zweites Eis und als er es nicht bekommen hat, fing er an, nach mir zu treten», fasse ich die Situation in Kürze zusammen.

«Und was hast du dann mit ihm gemacht?», fragt Paul in vorwurfsvollem Ton.

Das ist mal wieder typisch. Das Kind, das der Herr des Hauses unbedingt noch wollte, weil unsere Familie ja mit zwei Kindern unvollständig war, trampelt auf meinen Nerven herum, und ich bin schuld. Vielen Dank für das Verständnis!

«Ich habe ihn aus der Küche geschickt. Daraufhin kam die kleine Furie richtig in Fahrt und wollte die Stühle umschmeißen, was ich verhindert habe. Dann fing er an, nach mir zu treten.» Bei meiner Erklärung, die sich wie eine Rechtfertigung anfühlt, schießen mir Tränen in die Augen.

«Fällt dir auf», fragt Paul sorgenvoll und reibt sich mit geschlossenen Augen nervös die Stirn, «dass es hier inzwischen mehr Tage gibt, an denen Unfrieden herrscht, als solche, an denen alles glatt läuft? Ich habe dich schon lange nicht mehr entspannt zu Hause angetroffen. Wann siehst du endlich ein, dass du Hilfe brauchst?! Dieses Theater mache ich nicht mehr lange mit. Für uns bleibt weder Energie noch Lust. Das kann so nicht weitergehen.»

Seine Worte fühlen sich an wie ein fieser Schlag in die Magengrube, der mir die Säure hochsteigen lässt. In diesem Moment weiß ich nicht, was mehr weh tut: meine Nase oder seine Worte. Abgesehen davon, ist seine Idee irrwitzig. Nonsens. *Hilfe? Wer soll mir schon helfen?!* Beinahe lache ich auf. *Etwa so ein Seelenklempner? Der hat am besten noch einen Abschluss in erfolgreicher Kindererziehung. Wann sollte ich da überhaupt hingehen? Zwischen Kochen und Aufräumen? Einkaufen und Kinder fertig machen? Immerhin halte ich dir ganz nebenbei den Rücken frei und übernehme alle Aufgaben, die wir sonst gemeinsam gestemmt haben. Allein! Damit du jeden Tag zehn Stunden deiner Selbstständigkeit nachgehen kannst. Um alles kümmere ich mich inzwischen, obwohl ich morgens oft nicht einmal das Bedürfnis habe, aufzustehen. Und wofür das alles? Um am Ende doch allein dazustehen?* Diese Erkenntnis durchströmt meinen Körper vom Kopf bis in die Zehen wie heiße Lava. Sie brennt meine wackelige Mauer unaufhaltsam nieder. Mir wird schwindelig und ich weine nun bitterlich.

Paul setzt sich auf den Boden und zieht mich an sich. Ich lasse mich in seine starken Arme fallen und spüre an seinem schnellen Herzschlag, wie aufgeregt er ist. Schweigend hält er mich fest, und mein bebender Körper beruhigt sich langsam. Blut tropft aus meiner Nase auf sein Hemd. Als ich aufschaue, erblicke ich seine feuchten blauen Augen.

«Alles, was ich mir wünsche, ist, dass wir einen gemeinsamen Weg finden und du wieder zu dir selbst. Du bist mit deinen Nerven am Ende. Jeder sieht es, nur du nicht. Hol dir bitte Hilfe!»

Mit dem Handrücken wische ich mir die Tränen aus dem Gesicht und verschwinde im Bad, um mich frisch zu machen. Beim Blick in den Spiegel sehe ich eine Frau mit dunklen Augenringen, herabhängenden Mundwinkeln und einer blutverschmierten Nase. Ich muss mich abwenden und wasche mein Gesicht. *Wann habe ich mich eigentlich so verloren?*

Kurze Zeit später kommt Jette vom Training nach Hause. Zum Glück ist heute ihr langer Tag, sodass unsere Dreizehnjährige von dem Ärger am Nachmittag nichts mitbekommen hat. Schon des Öfteren hat sie ihre Sorge mir gegenüber zum Ausdruck gebracht. Obwohl wir ein offenes Verhältnis haben und ich weit davon entfernt bin, ihr eine heile Welt vorzuspielen, in der immer alle glücklich sind, versuche ich Stärke zu beweisen und ihre Sorgen nicht noch zu befeuern.

Beim Abendessen herrscht ausgelassene Stimmung. Die beiden Großen erzählen von ihrem Schultag. Auch Oskar ist wieder bester Laune und plappert fleißig dazwischen. Kurz zuvor kam er noch zu mir und flüsterte mir ein leises «Entschuldigung» ins Ohr. Als Benno seinen neuesten Witz erzählt, fangen alle an zu lachen. Regungslos beobachte ich die Szene. Alles läuft wie in Zeitlupe. Plötzlich stehe ich neben mir. Ich fühle mich, als würde nur noch mein Körper am Tisch sitzen – mein Geist steht daneben und beobachtet still die Situation. Ebendieses Ich schüttelt den Kopf, denn die leere Hülle meiner Selbst ist nicht in der Lage, Glück zu empfinden. Das Lachen und Durcheinanderreden der anderen ist mir zu viel, zu laut, zu schrill. Paul schaut mich mit seinem kritischen Blick an. In diesem Moment wird mir die Ausweglosigkeit der Situation bewusst. Ich halte mir die Ohren zu und verlasse wie ferngesteuert den Tisch. Zurück bleiben fragende Gesichter, die ich auf dem Weg ins Schlafzimmer nur noch am Rande wahrnehmen kann.

In der nächsten Stunde liege ich zusammengerollt auf dem Bett. Im Bad nebenan höre ich Stimmen. Paul ermahnt die Jungs, leise zu sein. Er scheint davon auszugehen, dass ich mich schlafen gelegt habe, und bringt heute die Kinder zu Bett. Ich starre die große Leinwand an, die wir uns gegönnt haben, als das Schlafzimmer renoviert wurde.

Auf dem Schwarz-Weiß-Druck sind leicht verschwommen etliche Kraniche zu sehen. Die meisten stehen mit ihren staksigen Beinen im Wasser. Einige scheinen nach Fischen zu piksen, andere sind im Landeanflug und wollen sich der Gruppe offenbar anschließen. Ein Kranich am oberen rechten Bildrand aber fliegt davon. Er ist recht unscheinbar und mir bisher noch nie aufgefallen. Doch jetzt, wo ich hier liege, sehe ich ihn ganz deutlich. Seine Flügel sind ausgebreitet. Er wirkt unbekümmert. Gedankenlos, was die anderen wohl von ihm denken. Neid steigt in mir auf. Mir wird klar, ich will in diesem Moment nichts anderes als dieser Vogel sein. Mich neu sortieren und wieder ins Lot bringen. Es ist die einzige Möglichkeit, die Gruppe zusammenzuhalten. Und dazu werde ich mich bewegen müssen, denn Stillstand hat bis jetzt nichts bewirkt.

Nach dem gestrigen Vorfall habe ich mich krankgemeldet. Die letzte Nacht bestand aus unruhigem Hin- und Herwälzen. Selbst Paul hat irgendwann aufgegeben und ist aufs Sofa umgezogen. In meinem Traum war ich in einem Kubus aus Glas gefangen. Paul und die Kinder standen davor und spielten mit einem Ball. Die Situation war befremdlich, hatte ich meinen Mann doch schon so lange nicht mehr ausgelassen mit den Kindern gesehen. Seit er sich als Versicherungsmakler selbstständig gemacht hat, arbeitet er noch mehr als davor in den Jahren in der Agentur.

Aufgeregt lief ich im Kubus hin und her, winkte, hüpfte und rief dabei nach meinen Lieben. Aber sie nahmen mich nicht wahr. Erst als ich mit all meiner Kraft gegen die Scheibe schlug, schaute Jette in meine Richtung und machte die anderen auf mich aufmerksam. Die vier blickten erstaunt in den Würfel und bewegten dabei ihre Münder. Benno fing an, wild mit den Händen zu fuchteln. Oskar zeigte mit dem Finger auf mich und blickte dann fragend zu Paul, der verwundert die Schultern hochzog. Mit offenem Mund stand er da und schaute mich ratlos an. Ich sah, wie Jette mit beiden Händen am Kubus um das Teil herumlief. Sie schien einen Eingang zu suchen und kam mit hochgezogenen Augenbrauen auf meiner Höhe zum Stehen. Ich blickte mich um, konnte aber auch von innen kein Schlupfloch entdecken. Plötzlich öffnete sich inmitten meines Gefängnisses der Boden. Zunächst war da nur eine kleine schwarze Öffnung von der Größe eines Gullydeckels. Doch das Loch breitete sich stetig aus und fraß sich immer weiter durch den Boden in Richtung der Wände. Ein eiskalter Schauer lief mir den Rücken hinab, als Panik in mir aufstieg. Ich drängte mich an eine Wand des Kubus. Oskars Augen waren weit aufgerissen. Er weinte und schlug mit den Fäusten gegen die Scheibe. Benno starrte mich mit flehenden Augen panisch an. Seine Lippen schienen das Wort Mama zu formen. Hören konnte ich es nicht, denn durch die dicken Scheiben drang kein Laut. So sehr ich mich auch bemühte, eine Möglichkeit zu finden, um auszubrechen – es funktionierte nicht. Das Loch nahm inzwischen den halben Boden ein. Immer schneller breitete sich diese Finsternis aus und ich drückte mich mit dem Rücken an die Glaswand. Kälte strömte aus der Öffnung im Boden, die inzwischen nur noch zwei Schrittlängen vor mir lag. Ich durfte unter keinen Umständen in diese Finsternis stürzen. *Meine Familie braucht mich und ich kann sie nicht allein lassen*! Auf einmal spürte ich eine wohltuende Wärme am Rücken. Vorsichtig drehte ich mich um und sah meine Kinder und Paul. Jeder hatte eine Hand an der Scheibe und jede glühte. Konnten sie mich auf diese Weise befreien? Glück erfasste meinen Körper und ich lächelte, als auch ich meine Hände an die Scheibe legte. Gleichzeitig spürte ich die eisige Kälte im Nacken, die den drohenden Absturz ankündigte. Ich rang meinen Mundwinkeln ein letztes Lächeln ab, als ich dachte: *Das darf nicht dein Ende sein, Bella. Sie brauchen dich doch noch.* Dann knackte es und der Boden unter meinen Füßen brach auf. Mit ausgestreckten Armen fiel ich in die Tiefe und sah in die Gesichter meiner Lieben, die sich die Augen zuhielten.

Vom Gefühl des Fallens wache ich schreiend auf. Ich löse meine verkrampften Hände von der Decke, dann schäle ich mich aus dem Bett. Ich bin erschöpft von dem Traum, schlüpfe in meine graue Jogginghose und trotte ins Bad.

Nachdem die Kinder gefrühstückt haben, verlassen sie gemeinsam mit Paul das Haus. Ich sehe zu, wie sie aus der Auffahrt fahren, und mich überkommt eine tiefe Traurigkeit. Das Haus ist still. Indem ich mich der Hausarbeit widme, versuche ich das bleierne Gefühl zu verdrängen. Es ist wieder einiges liegen geblieben. Als mir Oskars Lieblingstasse aus der Hand fällt, brechen schließlich alle Dämme. Hysterisch weinend sitze ich auf dem Küchenboden und der Schmerz zerreißt mich. *Wie konnte es nur so weit kommen? Warum habe ich mich nicht mehr im Griff?* Die Scherben der Tasse liegen vor mir. *Was, wenn ich dem Ganzen ein Ende setzen würde? Ich hätte endlich Ruhe und würde hier niemandem mehr mit meiner Traurigkeit zur Last fallen …* Zusammen mit den Scherben schiebe ich diesen abstrusen Gedanken schnell beiseite und überlege, womit ich mich besser ablenken könnte. *Ich muss diese trüben Gedanken loswerden. Sie lähmen mich. Die Küche müsste mal wieder sauber gemacht werden. Oder kann das vielleicht einfach auch noch ein paar Tage warten? Ach, was solls …* Auf dem Weg ins Badezimmer fällt mir ein, dass ich schon lange das Ankleidezimmer aufräumen wollte. Dort liegen noch immer so viele Sachen, die ich nach unserem Einzug erst mal nur in Regalen verstaute.

Und so finde ich mich wenig später mit einer Tasse Tee auf dem Boden des Ankleidezimmers sitzend zwischen alten Unterlagen, Bastelsachen und Fotoalben. Im Hintergrund läuft ruhige Musik. Endlich habe ich eine sinnvolle Aufgabe gefunden und verplempere meine Zeit nicht. Auf einer meiner endlos langen To-do-Listen, die ich mir regelmäßig schreibe, um nicht den Überblick zu verlieren, werde ich heute mal wieder einen Haken machen können … nur um dann festzustellen, dass ich immer noch so viele unerledigte Aufgaben habe. Egal – jetzt widme ich mich jedenfalls der ersten Kiste, sortiere zahlreiche Bastelmaterialien aus. In der Schule besteht immer Bedarf an derartigen Zuwendungen und ich bastle bei realistischer Betrachtung doch eh kaum mit den Kindern. In letzter Zeit habe ich immer wieder das Gefühl, dass sie zu kurz kommen. Gerade Jette und Benno müssen ständig zurückstecken, weil der Kleine meine ganze Aufmerksamkeit auf sich zieht. Ich befürchte, keine gute Mutter für drei Kinder sein zu können, und schon steigen mir wieder Tränen in die Augen. Mit einer schnellen Handbewegung wische ich sie weg und versuche den Kloß im Hals zu ignorieren. Er ist hartnäckig, als wollte er mir zeigen, dass er seine Berechtigung hat. Ebenso wie die Tränen. Und so lasse ich sie ungehindert laufen, während ich die Fotoalben zur Hand nehme. Meine Mutter hat sie liebevoll und in größter Sorgfalt gestaltet. Gerade das mit den Bildern meiner ersten Lebensjahre schaue ich mir besonders gern an.

«An dir war was dran», sagten die Großeltern bei Familienfesten immer, und die Bilder bestätigen es.

Als ich über das Foto streiche, auf dem mich meine geliebte Omi im Arm hält, löst sich der

Kleber und es verrutscht. Leider hatte ich zu wenig Zeit mit ihr … Mit viel Liebe im Herzen spüre ich wieder, wie viel Zuwendung ich von ihr bekam. Meine kleine Omi, die mit ihrer zehnjährigen Enkelin im wahrsten Sinne des Wortes auf Augenhöhe war. Es existieren Fotografien, auf denen sie eine stämmige Frau ist, allerdings habe ich sie eher als ein zartes, zerbrechliches Wesen in Erinnerung. Die Haut an ihren dünnen Oberärmchen hing immer nach unten, wenn sie die Arme hob, um etwas aus dem Schrank zu holen. Als Kind war es ein Spaß, sie hin und her wackeln zu lassen. Heute frage ich mich, ob meine Enkel das auch irgendwann bei mir machen werden. Vom Krebs gezeichnet wurde meine geliebte Omi dünner und dünner, bis sie ihm letztlich erlag. Mein Herz ist erfüllt vom Glück, prägende Kindheitstage mit ihr verbracht zu haben, und gleichzeitig von Schmerz, wenn Erinnerungen an sie hochkommen.

Das Foto von Omi in der Hand, durchwühle ich das Bastelzeug nach Klebstoff, und als ich es wieder einkleben möchte, bemerke ich auf der Rückseite etwas Handschriftliches.

An meine kleine Bella

Der Text verschwimmt in dem Tränenmeer, das sich allein beim Anblick dieser vier Wörter in meinen Augen bildet. Meine Omi nannte mich nie Isabella – sie nannte mich immer ihre Schöne, ihre Bella.

Diese Nachricht erreicht Dich, wenn du sie am dringendsten benötigst. Das

Leben hält Höhen und Tiefen für Dich bereit – empfinde die schwierigen Zeiten immer als Herausforderung auf dem Weg hin zu dem, was Du wirklich willst. Finde heraus, was es ist, und erfülle Dir deine Träume. Nur so wirst Du am Ende Deines Lebens zurückblicken und tiefe Zufriedenheit spüren.

Ich umarme Dich, Deine Omi.

Für einen Moment kann ich tatsächlich ihre dünnen Arme um mich spüren. Die Tränen laufen mir ungehemmt über die Wangen, wie ein Rinnsal den Berg hinab. *Was, wenn sie recht hat? Weiß ich denn überhaupt, was meine Träume sind? Wie kann ich glücklich sein, wenn ich im Moment für andere funktionieren muss und mich selbst völlig in den Schatten stelle?* Andererseits sind meine Aufgaben klar. Mein Job hat mich fest im Griff. Als stellvertretende Schulleiterin bin ich für alle da. Wenn Schüler Probleme haben, bin ich mit einem offenen Ohr stets zur Stelle, und etliche von ihnen machen regelmäßig Gebrauch davon. Manchmal habe ich das Gefühl, dass die wenigsten Kinder tatsächlich ein vertrauensvolles Verhältnis zu ihren Eltern haben. Dabei sollte gerade das ein wesentlicher Bestandteil des Fundaments eines Elternhauses sein, stärkt es doch das Sicherheitsgefühl der Kinder enorm. Jeden Tag versuche ich meinen Kindern mit auf den Weg zu geben, dass egal ist, was sie tun. Ich sichere ihnen zu, dass ich sie immer liebe und wir für alle Probleme Lösungen finden, solange sie die Konsequenzen ihres Handelns tragen. Bislang habe ich dabei ein gutes Gefühl. Es gibt keinen Ärger, sofern sie nicht lügen. Ich sage ihnen immer: «Ihr müsst mir nicht alles erzählen und dürft euch ausprobieren, aber ich möchte nicht angelogen werden.» Ob das eine gute Strategie ist, werde ich erst in ein paar Jahren wissen.

Neben dem Job schmeiße ich den Großteil des Haushalts und kümmere mich um die Belange der Kinder. Paul liebe ich über alles. Leider ist er seit seiner Selbstständigkeit selten zu Hause. Am Abend habe ich kaum noch Kraft, um mich mit ihm über den Tag auszutauschen, geschweige denn Pläne fürs Wochenende zu schmieden. Jeder vegetiert für sich dahin. Allein. Nach Familienleben fühlt sich das schon lange nicht mehr an. *Wie machen das nur andere? Scheinbar problemlos wuppen die ihren Alltag mit Arbeit und Familie und dazu sind die Mütter meist noch top gestylt. Am Wochenende sehe ich einige von ihnen am See Sport treiben. Irgendetwas mache ich doch falsch.*

In diesem Moment habe ich das Gefühl, das Haus erdrückt mich. Als würden die Wände auf mich zu kommen, als wollten sie mich zerquetschen. Die Luft wird dünner. Die tiefe Traurigkeit wirft unfassbar lange Schatten. *Wofür soll das alles gut sein?* Meinem Impuls folgend ziehe ich mich an. *Wann habe ich eigentlich zum letzten Mal auf meine Intuition gehört?* Mein Kopf sagt, dass ich erst noch aufräumen muss. Gleichzeitig spüre ich diesen inneren Drang, alles hinzuwerfen. Mein Blick wandert nach draußen. Wie ferngesteuert lasse ich das Chaos im Ankleidezimmer Chaos sein. Schon lange war ich nicht mehr allein am See, und ich muss *jetzt* hier raus.

Geh Bella, sonst platzt du!

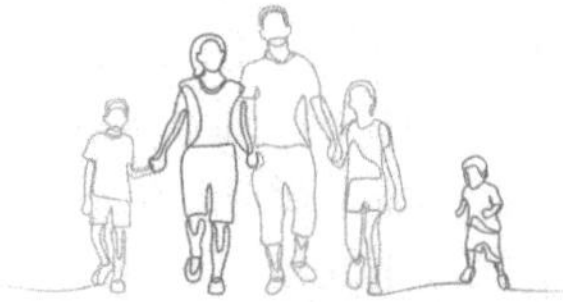

2

Mit tief gesenktem Blick gehe ich den schmalen Weg entlang des Sees durch den Buchenwald. Das Laub raschelt unter meinen Stiefeln. Der Herbst lässt die Blätter der hohen Bäume in den buntesten Farben strahlen. Der Boden ist ein Meer aus Rot, Orange, Gelb und Braun, durch das hier und da sattes Grün auf moosbedecktem Totholz schimmert. Beim Blick auf den See erinnere ich mich an den letzten Sommer, als ich hier mit den Kindern häufig baden war. Die Erinnerung an eine glückliche und ausgelassene Zeit zaubert mir ein Lächeln ins Gesicht, dem ein Stechen in meinem Herzen folgt. *Warum kann ich das Glück nicht mehr fühlen?*

Der See liegt ruhig da. Der Wald ist nahezu still. Nur dann und wann ist in der Ferne Vogelgezwitscher zu hören. Ich atme tief ein. Fast so, als ob ich mit der frischen Luft neue Energie in mich aufnehmen könnte. Der Duft von Steinpilzen liegt in der Luft. Viel zu lange habe ich mir eine solche Auszeit nicht mehr gegönnt.

In meinem roten Mantel fühle ich mich, als würde ich mit den Farben des Waldes verschmelzen. Meine kalten Hände stecke ich in die Manteltaschen. Schon nach kurzer Zeit gelange ich an eine Bank und lasse mich nieder. Die Sonne steht genau über dem See, und während ich die Augen schließe, strecke ich ihr das Gesicht entgegen, als könnten die Strahlen die dunklen Ringe unter meinen Augen verschwinden lassen. Die Stille beruhigt meine aufgewühlte Seele auf wundersame Weise. Beim Blick auf den See stelle ich fest, wie malerisch er aussieht.

Plötzlich zerstört das Klingeln meines Handys die Ruhe. Der gespeicherte Alarm erinnert mich daran, die Kinder rechtzeitig aus Kindergarten und Hort abzuholen. Hektisch ziehe ich mein Handy aus der Tasche, um das nervtötende Geräusch auszuschalten, ehe ich mich widerwillig erhebe und innerlich zutiefst bedauere, nicht länger an diesem schönen Ort verweilen zu können. Dann mache ich mich schnellen Schrittes auf den Rückweg, vorbei an dem Baumstumpf, der über und über mit Efeu bedeckt ist. Im Sommer hatte ich ihn auf einem Foto gekonnt in Szene gesetzt. Es sollte mich an diesen Ort erinnern und immer wachrütteln, wenn ich mich und meine Interessen wieder hinter allem anderen anstellte. Heute nehme ich das schöne Motiv nur am Rande wahr und bin mir nicht einmal sicher, ob ich das Foto überhaupt an meine Pinnwand gehängt habe. In mir steigen Zweifel auf, ob ich tatsächlich etwas verändern kann, wenn die guten

Vorsätze im Alltag alle so schnell verpuffen. Hier handelt es sich nur um ein Foto. *Wie soll das dann erst mit großen Veränderungen funktionieren?* Wieder steigen mir vor Verzweiflung Tränen in die Augen. Schnell wische ich sie weg und setze meinen Weg fort.

Wenige Meter weiter an einer kleinen Lichtung erstarre ich. *War diese Weggabelung auch auf dem Hinweg schon da? Muss ich nur den Kopf heben, um neue Möglichkeiten zu entdecken? Ist das der erste Schritt, weil mir neue Wege sonst entgehen?* Wieder werde ich von meinen Gefühlen überrollt. Ein Schauer läuft über meinen Rücken. Wärme macht sich bis in den letzten Winkel meines Körpers breit. Der Magen kribbelt, als ob eine Armee von Ameisen durch ihn hindurchwanderte. Und in diesem Moment fühle ich es: Glück! Die plötzliche Erkenntnis, dass es nicht nur *den* Weg zurück in meine persönliche Einbahnstraße geben kann. Die Hoffnung, aus meinem Hamsterrad, das sich Tag für Tag und Woche für Woche für mich nur in eine Richtung dreht, aussteigen zu können. Oder wie meine Omi schrieb:

«Empfinde die schwierigen Zeiten immer als Herausforderung auf dem Weg hin zu dem, was Du wirklich willst. Finde heraus, was es ist, und erfülle Dir Deine Träume.»

Es ist an der Zeit, die Augen zu öffnen und Klarheit zu schaffen, wo meine Reise hingeht. In diesem besonderen Moment fühle ich mich frei und motiviert, mein Leben wieder in die Hand zu nehmen und zu gestalten. Zu lange plätscherte alles vor sich hin.

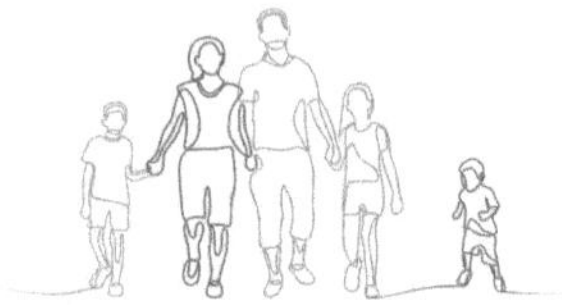

3

Nachdem ich die letzten Tage voll motiviert damit verbracht habe, das Haus auf Vordermann zu bringen, komme ich heute überhaupt nicht hoch. In der Nacht bin ich aufgewacht und spürte dieses Stechen im linken Schulter-Nacken-Bereich. Jede Kopfdrehung sorgt für eine mittelschwere Erschütterung mit einem dumpf nachhallenden Schmerz, der nicht aufhören will.

Ach bitte, nicht schon wieder Migräne. Diese fiesen Kopfschmerzattacken setzen mich öfter außer Gefecht. Auch heute bleibt mir nur, Paul zu sagen, dass ich nicht kann, und mir die Decke über den Kopf zu ziehen.

«Ich kümmere mich um die Kinder. Brauchst du eine Tablette?», fragt er fürsorglich.

«Ja, bitte.»

Paul schiebt sich aus dem Bett und verschwindet kurz. Als er mit der weißen Pille zurückkommt, spüle ich sie mit reichlich Wasser herunter. Gleich darauf drifte ich schon wieder in den Schlaf.

Als ich aufwache, ist das Haus ruhig. Die Tablette hat gewirkt. Der Kopfschmerz hat nachgelassen, aber ich habe das Gefühl, die Welt dreht sich. Zaghaft öffne ich die Augen. Der geschlossene Vorhang lässt nicht erahnen, wie lange ich geschlafen habe. Ich erhebe mich und öffne langsam die Tür. Das grelle Licht im Flur lässt mich die Augen sofort wieder zukneifen. Mein Kopf fühlt sich an, als würde ich im Kettenkarussell sitzen. Alles dreht sich immer schneller und schneller, bis mir übel wird.

Mit geschlossenen Augen taste ich mich schwankend ins Bad. Gerade noch so schaffe ich es, den Klodeckel zu öffnen, als sich mein Magen auch schon entleert. Ich zittere und friere. Kaum schaffe ich es, mich aufzurichten und mir den Mund mit Wasser über dem Becken auszuspülen. Völlig erschöpft und mit schmerzenden Gliedern schleppe ich mich zurück ins Bett. Die nächsten Stunden schlafe ich. Als ich erneut aufwache, bin ich vom Schmerz befreit, aber trotzdem fühle ich diese gottverdammte Leere. Die zu vertreiben hat die Tablette nicht geschafft.

Der Blick aufs Handy verrät mir, dass es schon dreizehn Uhr ist. Im Schneckentempo trotte ich ins Bad. Der Blick in den Spiegel macht mir klar, dass heute einiges an vertuschender Arbeit zu tun sein wird, um dieses Gesicht einigermaßen auf Vordermann zu bringen. Mit einem abwertenden Blick gebe ich der Frau, die mir entgegenblickt, zu verstehen, dass ich mir diese Mühe nicht machen werde.

Mir doch egal. Dann sieht halt jeder, wie es mir geht. Auch gut. Vielleicht erspare ich mir damit oberflächliche Gespräche.

Mein Magen knurrt. Mit dem Vorsatz, mir eine Kleinigkeit zu Mittag zu machen, trotte ich weiter in die Küche. Auf dem Weg nehme ich das Handy zur Hand und lese die Nachrichten, die Paul mir geschrieben hat. Ich antworte in einer kurzen Sprachnachricht, dass es mir besser gehe und ich den Termin mit Oskar bei der Kinderärztin wahrnehmen werde. Als ich nach dieser kurzen Ablenkung nun so dastehe, frage ich mich plötzlich, was ich hier wollte. Mein Blick fällt in den Garten und ich überlege angestrengt, warum ich in die Küche gegangen bin. Schließlich koche ich mir einen Tee und setze mich auf die Couch. Diese Erinnerungsaussetzer bringen mich allmählich um den Verstand. Es ist nicht das erste Mal, dass ich sie habe. Ob das ausschließlich an der Migräne liegt? Davon gehe ich nicht mehr aus …

Am Nachmittag erwartet mich eine Vorsorgeuntersuchung mit Oskar. Schon beim Betreten der Kindertagesstätte höre ich ihn weinen. Nach der Migräneattacke am Morgen wünsche ich mir, den restlichen Tag keine Probleme wälzen zu müssen. Dafür bin ich heute einfach zu schlapp. Doch mir schwant, dass dieser Wunsch unerfüllt bleiben wird.

«Was ist denn passiert?», frage ich mein schluchzendes Kind, als es sich an meine Beine klammert.

Kaum imstande auch nur einen zusammenhängenden Satz zu sagen, stammelt er etwas von «Marian … geärgert … gehauen» und «Luise hat geschimpft».

Ich schaue Luise ungläubig an. Schon öfter hatte ich das Gefühl, dass sie Oskar nicht mag. Bei einer anderen Gelegenheit, in der sie sich anscheinend unbeobachtet fühlte, bekam ich mit, wie sie ihn wegen einer Kleinigkeit angiftete. Als sie mich dann in der Tür stehen sah, lächelte sie freundlich und wollte Oskar über den Kopf streichen. Er duckte sich, was ich als Zeichen der Ablehnung deutete.

Heute erklärt sie mir, Oskar habe Marian geärgert und deshalb bis zum Essen am Tisch sitzen bleiben sollen.

«Haben Sie die Situation beobachtet, Luise?», frage ich nach.

«Nein, aber Marian denkt sich doch nicht aus, dass Oskar ihn schubst», antwortet Luise forsch und verschränkt ihre Arme, was mich sauer macht.

«Das sehe ich etwas anders. Oskar hat mir schon öfter erzählt, dass Marian alle in der Gruppe gern triezt – so lange, bis sie sich wehren. Sie sollten vielleicht mal darüber nachdenken, ob es nicht sinnvoller wäre, beide Kinder anzuhören.» Den Ärger in meiner Stimme kann ich nur schwer unterdrücken, versuche aber, so freundlich wie möglich zu bleiben.

«Wie ich mit Konflikten umgehe, müssen Sie schon mir überlassen!», gibt Luise genervt zurück, und ich spüre die Wut nun endgültig in mir hochkochen.

Tatsächlich habe ich schon von mehreren Eltern gehört, dass Marian bei Luise eine Sonderposition einnimmt, wofür er nichts kann. Mir fällt es inzwischen schwer, die Nerven zu behalten. Tief atme ich ein und aus, reibe mir mit Mittel- und Zeigefingern aufgeregt beide Schläfen, damit ich nicht platze. Es brodelt. Sanft streichle ich Oskar über den Kopf und entscheide mich auch im Sinne meines Sohnes, keine weiteren Diskussionen mit dieser aufgeblasenen Schnepfe zu führen. Dafür war meine Nacht einfach zu katastrophal.

Oskar zieht sich die Jacke an und ich helfe ihm in die Schuhe. Gemeinsam verlassen wir die Kita. Im Auto gebe ich Oskar einen dicken Kuss auf die Stirn. Er hat nichts falsch gemacht und soll das auch nicht denken. Offensichtlich hatten wir beide einen echt miesen Tag. Dann fahren wir direkt zur Kinderärztin.

Die Praxis ist nahezu leer, wir müssen nicht lange warten. Nachdem die Vorsorgeuntersuchung abgeschlossen ist und Oskar alle Tests problemlos gemeistert hat, bitte ich die Ärztin um ein Gespräch unter vier Augen. Da ich mir große Sorgen um mein Verhältnis zu meinem Sohn mache, möchte ich nicht in seiner Gegenwart über ihn sprechen.

Frau Dr. Werner sieht in mein besorgtes Gesicht und bittet die Schwester, meinen Sohn ins Spielzimmer zu begleiten. Als sie sich mir zuwendet, werde ich nervös. Es ist mir unangenehm, aber ich brauche wirklich Hilfe. Deshalb überwinde ich mich.

«Wie kann ich Ihnen helfen, Frau Wagner?»

Ich knete meine Hände, räuspere mich. «Seit einiger Zeit reagiert Oskar sehr unbeherrscht, wenn er seinen Willen nicht bekommt», fange ich an und sofort schießen mir die Tränen in die Augen.

«Ganz in Ruhe, Frau Wagner.» Die Ärztin reicht mir eine Taschentuchbox.

In meinem Hals bildet sich ein schwerer Kloß. Ich halte inne und muss durchatmen, um überhaupt weitersprechen zu können. «Seit mehreren Monaten rastet Oskar regelmäßig aus. Er schreit und wirft Gegenstände. Letztens konnte ich ihn gerade noch davon abhalten, den Küchenstuhl in die Glastür zu stoßen. Er ist kaum zu bändigen, wenn er diese Wutausbrüche hat.» In diesem Moment komme ich mir so klein vor. Isabella, Mutter von drei Kindern, kriegt den Jüngsten nicht in den Griff.

«Wird Oskar auch körperlich?», hakt die Ärztin nach.

«Ja, leider. Meist aber nur bei mir. Vor kurzem hat er mich mit seinem Hinterkopf am Nasenbein erwischt. Er boxt und tritt. Es gab auch schon Tage, an denen ich mit ihm, ihn fest umklammernd, auf dem Boden saß und ihn so lange festgehalten habe, bis er sich beruhigt hat. Seine Kraft ist auf negative Weise beeindruckend. Ich weiß nicht, was ich falsch mache.»

«Sie sagten, es passiert nur bei Ihnen. Heißt das, im Kindergarten verhält er sich nicht so?»

«Nein, ich habe mit Claudia, einer der Erzieherinnen, gesprochen. Sie ist aus allen Wolken gefallen und konnte sich dieses Verhalten bei ihm gar nicht vorstellen.»

«Und wie ist es zu Hause? Macht er das auch bei Ihrem Mann oder seinen Geschwistern?»

«In dieser Intensität reagiert er nur auf mich. Wissen Sie, er kann aber auch einfach nicht hören. Ein Nein zu akzeptieren fällt ihm so schwer. Nur kann ich ihm doch nicht alles durchgehen lassen. Ich bin mit meinem Latein am Ende.» Mit einem verzweifelten Seufzer schlage ich die Hände über meinem Kopf zusammen. Tränen fließen aus meinen Augen. Wenn es um meine Kinder und mein Versagen in diesem Zusammenhang geht, bin ich sensibel und nah am Wasser gebaut. Ich schüttle den Kopf. Mein Körper fühlt sich so kraftlos an. Wenn es nach meinem Gefühl ginge, würde ich augenblicklich vom Stuhl rutschen und einfach unbeachtet hier liegen bleiben.

«Und Sie denken, das Problem liegt bei Oskar?», will Frau Dr. Werner wissen. «Frau Wagner, nichts für ungut, aber kann es sein, dass es *Ihnen* nicht gut geht und Oskar Ihnen auf diese Art unbewusst den Spiegel vorhält?» Sie rutscht mit ihrem Bürostuhl dichter an mich heran und schaut mir tief in die Augen. «Wissen Sie, ein auffälliges Verhalten wäre es, wenn er außerhalb seiner vier Wände auf andere Personen oder im Kindergarten auf die Erzieherinnen so reagieren würde. Zu den Eltern besteht immer eine besondere Bindung, die auf ihre Art auch sehr zerbrechlich ist. Es ist schon auffällig, dass er es nur bei Ihnen macht.»

«Ja. Das habe ich schon geahnt», gebe ich leise zu. Es beschämt mich, mir das eingestehen zu müssen. *Gerade ich, die versucht, es immer allen recht zu machen, gerät mit dem Jüngsten so an die Grenze? Das ist unfair.*

«Wenn ich Ihnen einen guten Rat geben darf: Suchen Sie sich externe Hilfe», versucht mich die Ärztin zu ermutigen. «Manchmal bringt der Blick von außen Licht ins Dunkel. Niemand muss sich schämen, psychotherapeutische Hilfe in Anspruch zu nehmen.»

Bei diesem Wort stellen sich mir die Nackenhaare auf. Der letzte Arzt, der mir das empfahl, konnte keine medizinisch plausible Erklärung für meine seit drei Jahren anhaltenden, starken Rückenschmerzen finden. Und mein Hausarzt schob mir beim letzten Besuch auch die Möglichkeit einer Überweisung zum Facharzt, der sich mit Erschöpfungssyndrom und anderen Erkrankungen besser auskennt, unter.

Psychotherapie! Bislang konnten Paul und ich uns doch immer selbst helfen. Aber ich bin mit meinen Nerven am Ende. Die Gedanken und Gefühle, die ich gegenüber Oskar manchmal habe, werden immer schockierender. Vielleicht ist es hilfreich, zu ergründen, wo das Problem liegt.

Für das vertrauensvolle Gespräch und die Zeit, die sich die Ärztin genommen hat, bedanke ich mich herzlich.

«Sie sind eine toughe Frau mit einer starken Familie und werden das schaffen. Alles Gute für Sie», gibt mir die Kinderärztin mit auf den Weg, als ich das Sprechzimmer verlasse. Ich wende mich ihr erneut zu und nicke.

Mein quietschvergnügtes Kind erwartet mich spielend mit zwei anderen Kindern im Warteraum. Als ich Oskar so sehe, freue ich mich, dass er sich hat ablenken lassen. In seiner Anwesenheit hätten Frau Dr. Werner und ich sicher nicht so offen sprechen können. Mit einem Gefühl der Dankbarkeit verlassen wir gemeinsam die Praxis und entscheiden uns spontan für einen heißen Kakao beim Bäcker um die Ecke.

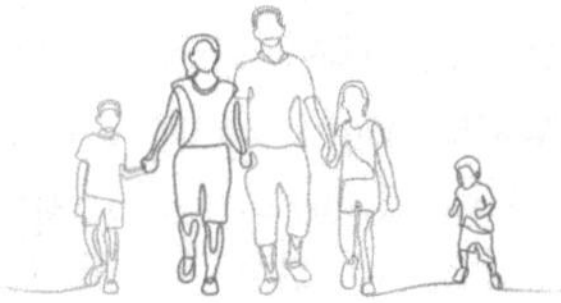

4

Ein paar Tage sind seit dem Gespräch mit unserer Kinderärztin vergangen. Nachdem ich mich entschieden habe, den Konflikten mit Oskar auf den Grund zu gehen, suche ich heute nach einer geeigneten Therapieform. Schnell wird mir klar, dass es viele verschiedene Ansätze gibt. Das Angebot hier bei uns auf dem platten Land beschränkt sich allerdings auf nur wenige Kontakte. Eines davon in Anspruch zu nehmen kommt für mich nicht infrage. Nachher spricht sich noch herum, dass ich zum Seelenklempner gehe. Außerdem arbeiten die hier sicher alle auf Rezept. Das kommt für mich ohnehin nicht infrage. Am Ende steht das noch in meiner Akte und ich habe Nachteile im Job. Die Option, mir eine Therapeutin zu suchen, die ich selbst bezahle, gefällt mir besser.

Nur … woher soll ich wissen, welche die Richtige für mich ist?

Dank der Suchmaschine finde ich eine Seite, auf der mehrere Therapieformen erläutert werden. Eine erregt sofort meine Aufmerksamkeit: Emotionsfokussierte Therapie. Klingt, als ob hier die Gefühle im Vordergrund stehen. Bei genauerem Lesen erfahre ich, dass Emotionen eine große Rolle in der Bewältigung von psychischen Schwierigkeiten spielen. Innerhalb der Therapie soll Menschen geholfen werden, sich ihre Gefühle bewusst zu machen, und auf konstruktive Weise mit Schmerzhaftem und Belastendem umzugehen. *Vielleicht schaffe ich es, meine Wut auf Oskar zu überwinden?* Der Beschreibung nach wird den Patienten der Zugang zu lebendigeren und stärkenden Emotionen als zuvor ermöglicht. *Bringt sie mir Glück und Freude zurück?* Um dies zu schaffen, helfen Therapeuten dabei, Gefühle wahrzunehmen, in Worte zu fassen, zu verstehen und zu regulieren. Dies hilft bei der allmählichen Überwindung emotionaler Schwierigkeiten. Ein Behandlungserfolg stellt sich vor allem dann ein, wenn wiederholte negative Erfahrungen in der Gegenwart, die auf Ereignissen der Vergangenheit basieren, dauerhaft verändert werden können. Der Therapieansatz eignet sich dem Autor der Seite nach auch als Hilfe in herausfordernden Lebensphasen, sogar wenn noch keine Symptome vorhanden sind.

Schön wäre es, aber dafür ist es leider zu spät. Der letzte Satz der Zusammenfassung trifft genau meinen Nerv, denn die Therapie verspricht die Weiterentwicklung der emotionalen Intelligenz. Aufkommende Probleme sollen so besser erkannt, eingeschätzt und gelöst werden können. Wenn ich so einen besseren Umgang mit Oskar und meiner Wut finden kann, wäre uns schon geholfen.

Ohne mich weiter mit anderen Ansätzen zu beschäftigen, recherchiere ich nach Therapeuten. Eine Website gefällt mir besonders. Die Therapeutin hat ihre Praxis in Berlin. *Super, da komme ich gut mit dem Zug hin.* Die Vita liest sich vielversprechend und sie arbeitet gegen Honorar. Auf einem Foto schaut Frau Rieger mir direkt freundlich ins Gesicht. Mit ihren zum Zopf gebundenen dunklen Haaren und einer markanten Brille, die zum Blazer passt, wirkt sie sympathisch und gleichzeitig sehr professionell. Ohne langes Zögern schreibe ich ihr eine Mail, in der ich kurz meine aktuelle Situation schildere und um ein Erstgespräch bitte. Abgeschickt. Sogleich durchströmt mich ein zaghaftes Glücksgefühl.

Die Tür fällt laut ins Schloss. Jette lässt ihren Rucksack im Flur fallen und verschwindet in ihrem Zimmer. Als ich anklopfe, ernte ich ein genervtes «Was?!»

«Dir auch einen schönen Tag», gebe ich sarkastisch von mir. «Was ist denn los?»

«Ach, nix!»

«Okay, wie nix siehst du zwar nicht aus, aber ich lass dich mal lieber in Ruhe.» Leise schließe ich die Tür.

Kurze Zeit später kommt Jette aus ihrem Zimmer. «Heute lief einfach alles kacke.»

Nun rückt sie doch mit der Sprache raus, worüber ich froh bin. Manchmal muss man Kindern Zeit geben, bis sie bereit sind, zu reden.

«Magst du mir erzählen, was los war?», frage ich vorsichtig. Ich will sie nicht zu sehr drängen.

«Ach, du hast doch genug an den Hacken … Da musst du dich nicht auch noch mit meinen Problemen beschäftigen.»

Wann ist meine 13-jährige Tochter denn bitte schön so erwachsen geworden? Trotzdem irritiert mich ihre Ansage.

«Moment mal, Schatz. Irgendwie vertauschst du hier gerade die Rollen. Ich bin die Mutter, du das Kind. Deine Sorgen interessieren mich immer, und dafür habe ich immer Zeit, hörst du?» Sanft streichle ich meiner Tochter über den Kopf. «Du brauchst dir keine Gedanken über mich zu machen.»

«Mama, das tu ich aber. Ich mache mir sogar große Sorgen um dich. Du wirst immer dünner. Deine Migräne hat sich in letzter Zeit wieder verschlimmert. Du schläfst doch kaum noch.» Da hat meine Tochter aber mächtig ausgeholt.

Ihre Worte treffen mich unvorbereitet. Irritiert frage ich: «Wie kommst du darauf?»

«Glaubst du, ich bekomme nicht mit, wie du hier nachts durchs Haus schleichst?»

Diese Schlafstörungen verfolgen mich wirklich schon fast ein Jahr. Ich kann mich nicht daran erinnern, wann ich das letzte Mal durchgeschlafen habe. Das Bedürfnis, meine Tochter zu beruhigen, überkommt mich. «Jette, ja, mir geht es im Moment nicht gut. Ich schlafe schlecht, da hast du recht. Ich habe oft Kopfschmerzen und der Geduldsfaden …»

«Mama, welcher Geduldsfaden?! Du gehst bei jeder Kleinigkeit an die Decke!», blafft sie mich jetzt an und verdreht die Augen.

Mir kommen die Tränen. Das von meiner Tochter zu hören ist hart. Tief im Inneren weiß ich, dass sie recht hat, aber ich kann es mir nicht eingestehen. *Müsste ich dann nicht gleichzeitig vor ihr zugeben, nicht mehr alles im Griff zu haben? Dabei bin ich doch der Allrounder der Familie, der immer alles für die anderen tut.*

Erst kürzlich fiel Benno am Abend ein, dass er am nächsten Tag einen Kuchen mit zur Schule bringen sollte. Kein Problem! Nach dem Abendbrot stellte ich mich noch in die Küche, um wenigstens einen Rührkuchen in den Ofen zu schieben. Benno sollte doch keinen Ärger bekommen …

Gedankenverloren sitze ich jetzt in meiner Küche und bemerke nicht, dass Jette sich wieder in ihr Zimmer zurückzieht. Mir fallen nach und nach weitere Dinge ein, die ich tue, obwohl sie nicht in meiner Verantwortung liegen. Während ich versuche, den Kindern und Paul so viel wie nur möglich abzunehmen, lade ich meinen Rucksack mit Aufgaben so voll, dass ich dabei völlig auf der Strecke bleibe, weil er mir viel zu schwer wird.

Am Abend habe ich Gelegenheit, die Erkenntnis des Tages mit meinem Mann zu besprechen.

«Das sage ich dir andauernd. Du tust so viel für die Kinder, erledigst ihre Aufgaben. Du nimmst ihnen die Möglichkeit, selbstständig zu werden.

Du musst ihnen gewisse Verpflichtungen und die Verantwortung überlassen. Nur so lernen sie das und entlasten dich gleichzeitig.»

«Ja, aber manchmal überblicken sie eben nicht alles. Denk doch nur an Benno mit dem Kuchen. Hätte ich nicht zufällig gefragt, ob es für den nächsten Tag noch etwas vorzubereiten gibt, dann wäre es in Vergessenheit geraten und der Ärger vorprogrammiert gewesen.»

Paul zuckt mit den Schultern. «Na und? Was soll schon passieren? Dann hätte er eben einen Rüffel bekommen. Und beim nächsten Mal hätte er dann dran gedacht. Oder auch nicht. Dann hätte er die Konsequenzen eben noch mal getragen. Ich sehe das als Prozess. Benno muss lernen, an Verpflichtungen zu denken. Du wirst ihn nicht immer retten können. Und ja, er wird dabei auch Fehler machen. Aber aus diesen zieht er im Bestfall eine wichtige Lehre für sich selbst. Fängst du ihn immer wieder auf, wird er nichts anderes lernen als: Mama ist schon da und spannt ihr Sicherheitsnetz. Du wirst aber nicht ewig da sein. Unsere Kinder müssen alle irgendwann mal allein zurechtzukommen. Wenn sie gefallen sind und Trost brauchen oder einen Rat, dann sind wir da. *Das* ist unsere Aufgabe!» Paul nimmt mich fest in den Arm und küsst meine Stirn. «Ich weiß, du willst für alle nur das Beste. Aber was du nicht siehst, ist, dass du dich dabei kaputt spielst. Und wir reden nur von unserer Familie. Von der Arbeit wollen wir lieber gar nicht erst anfangen. Wann hattest du das letzte

Mal Gelegenheit zu malen oder zu fotografieren? Wann hattest du zuletzt abends noch so viel Kraft, um entspannt etwas Zweisamkeit zu genießen? Ich kann mich kaum noch daran erinnern. Sobald die Kinder im Bett sind, treffe ich dich nur noch schlafend auf der Couch an. Bella, es muss sich etwas ändern. Du gehst mir sonst kaputt!»

Mit allem, was er sagt, trifft Paul bei mir ins Schwarze. Nur macht mir diese bevorstehende Veränderung Angst. Loslassen war noch nie meine Stärke. Die Befürchtung, dass ich genau das schnellstmöglich lernen muss, um wieder zu Kräften zu kommen, verfestigt sich immer mehr. *Was, wenn ich mich so sehr verändere, dass mir mein Leben nicht mehr passt? Wie eine zu eng gewordene Hose. Was, wenn ich feststelle, dass ich Abstand brauche? Was, wenn danach alles, was ich liebe, aus den Fugen gerät?*

Mir läuft eine einsame Träne über die Wange und ich kuschle mich noch fester an meinen Mann. Wir hatten wirklich schon lange keinen intimen Moment mehr.

«Ich habe mir was überlegt, um dich im Haushalt zu entlasten», unterbricht Paul den innigen Augenblick.

«Wir erstellen einen Putzplan, in dem ich nicht mehr die Hauptrolle spiele?», frage ich ihn spöttisch.

«Witzig. Nein, wir engagieren eine Haushaltshilfe, die dir einmal pro Woche unter die Arme greift.»

«Ich soll einer fremden Person einen Schlüssel zu unserem Haus überlassen, damit sie hier sauber macht?!» Die Idee kommt mir völlig abwegig vor.

«Bella, heute stand auf dem Parkplatz neben mir ein Auto mit der Aufschrift ‹Ihre Putzfee›, und da kam mir die Idee.» Mit stolzgeschwellter Brust baut sich Paul vor mir auf. «Hier.» Er reicht mir einen Kassenzettel, auf den eine kaum leserliche Telefonnummer gekritzelt ist. «Ruf sie an und vereinbare ein Treffen. Wenn du danach immer noch ein schlechtes Gefühl hast, kannst du ihr ja absagen und die Bäder wieder allein in Schuss halten.»

Pauls gleichgültiger Tonfall macht mich wütend. Gleichzeitig ahne ich, dass *er* mich wohl so schnell nicht im Haushalt unterstützen wird. Daher nehme ich den Zettel entgegen und gebe ihm betont schnippisch zu verstehen: «Na, wenn du dir das leisten kannst. Dann schaue ich mir die Putzfee mal an.»

Sein verschmitztes Grinsen sagt mir, dass ihm alles recht ist, was meiner Entlastung und seinem Bedürfnis nach Zweisamkeit dient. Im Rausgehen wirft er mir noch zu: «Dann gibt es aber langsam keine Ausreden mehr. Treffe dich später im Schlafzimmer, Schatz.»

Ich bleibe mit einem Schmunzeln zurück und speichere die Nummer in meinem Handy.

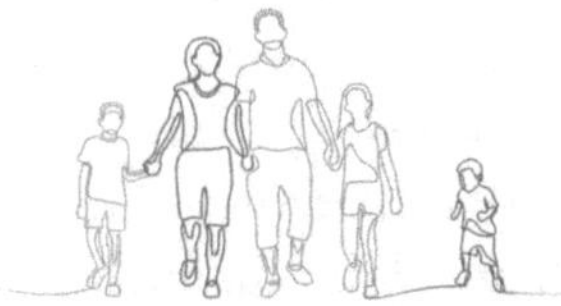

5

Als ich die Augen öffne, liegen Oskar links und Benno rechts neben mir. Von Paul keine Spur. Mein Rücken schmerzt. Als ich mich vorsichtig aus Bennos Umarmung winde, werden beide Kinder wach und wollen kuscheln.

«Ich kann nicht. Mein Rücken …» Vorsichtig setze ich mich auf.

Oskar unterbricht mich. «Ich will aber kuscheln, Mama!» Er hängt sich an meinen Hals und bringt mich damit zu Fall.

Als ob mir jemand ein Messer in den Rücken rammt, zieht sich der Schmerz wie ein Blitz an der Wirbelsäule nach oben bis in den Kopf. Ich schreie laut auf. Paul eilt erschrocken ins Zimmer und zieht Oskar von mir runter. «Musst du deiner Mutter schon wieder wehtun?!»

Angesäuert holt Paul unseren Jüngsten vom Bett. Benno verzieht sich schnell in sein Zimmer. Bei dem Versuch, mich auf die Seite zu rollen, atme ich in den Schmerz. Das morgendliche Kuscheln ist

Oskars Ritual. Das forsche Vorgehen seines Vaters macht ihn sekundenschnell rasend vor Wut. Er springt auf und schlägt mit seiner Faust gegen die Tür und blickt Paul dabei tief in die Augen. *Nicht schon wieder …*

«Beruhige dich, Oskar», flehe ich ihn eindringlich an. «Und du auch, Paul, bitte!»

Oskar reagiert nicht im Ansatz auf meine Forderung. «Ich will jetzt mit dir kuuuscheln!»

Weil er das U dabei so lang zieht, fange ich an zu lachen. Oskar sieht mich verwundert an.

Paul fragt: «Was ist denn jetzt so witzig?»

«Schau mich doch mal an. Wie ein Maikäfer liege ich auf dem Bett. Dieser verdammte Rücken bringt mich fast um, und wenn du nicht da wärst, könnte Oskar machen, was er will. Ich hätte keine Chance. Könnte mich nicht wehren. Und dann schau dir den Gartenzwerg an, der einfach nur kuuuscheln will!» Nun betone ich es wie unser Sohn zuvor und wir fangen alle an zu lachen.

Oskar sieht seinen Vater an, der ihm mit einer Kopfbewegung bedeutet, sich zu mir zu legen. «Aber vorsichtig!», mahnt er. «Dann kann ich ja jetzt los.»

«Wo willst du hin? Es ist Samstag», frage ich irritiert.

«Wir haben gestern darüber gesprochen, dass ich heute noch mal ins Büro muss. Letzte Woche sind einige Unterlagen liegengeblieben, die ich noch bearbeiten muss. Ich beeile mich. Immerhin klingelt heute kein Telefon, das mich ablenkt. Sei nicht sauer. Wenn die Agentur erst mal läuft und ich eine Bürokraft einstellen kann, wird alles leichter. Bis dahin müssen wir alle noch etwas Geduld haben.»

«Okay, dann werde ich mich nach der Kuscheleinheit mit Oskar mal aus dem Bett schälen und das Essen für die Kinder vorbereiten.»

Nach einem entspannten Frühstück mit Oskar, Jette und Benno ziehen sich die Kinder zum Spielen zurück. Nun habe ich etwas Zeit, um meine Mails zu lesen. Im Postfach finde ich die ersehnte Antwort der Therapeutin. Sie schrieb bereits am Donnerstag, dass wir einen gemeinsamen Termin via Zoom vereinbaren könnten. Ihr geht es um ein erstes Kennenlernen. Dabei möchte sie klären, welche Themen ich habe und ob sie die richtige Therapeutin für mich ist. Ihre Nachricht macht mich glücklich, denn der Terminvorschlag ist schon in der kommenden Woche. Ein kurzer Blick in meinen Kalender verrät mir, dass Tag und Zeit passen. In einer kurzen Mail sage ich zu und bin erleichtert.

Für einen Augenblick lehne ich mich in meinem Stuhl zurück und genieße die Stille. Die Hoffnung auf ein ruhiges Wochenende wird jäh durch Bennos Geschrei zerstört. Als ich ins Kinderzimmer komme, finde ich Oskar auf Benno sitzend. Ich sehe, wie der Kleine seinem großen Bruder eine seiner Actionfiguren über den Kopf ziehen will, und kann ihn mit einem beherzten Griff gerade noch davon abhalten. Nun wendet sich Oskar von Benno ab und sieht mich wütend an. «Er hat mir meine Figur weggenommen!», schreit er in meine Richtung. Tränen laufen ihm über sein puterrotes Gesicht.

«Er wollte damit nach mir werfen!», brüllt Benno zurück.

«Ja, so war halt das Spiel!»

«Da habe ich aber keine Lust drauf! Spiel doch allein!»

Mit einem lauten Brüller beende ich die Diskussion, die uns nicht wirklich weiterbringt. «Könnt ihr nicht einmal zusammenspielen, ohne dass es Ärger gibt?!» Mir gehen diese ewigen Machtkämpfe zwischen den beiden so was von auf den Geist. Benno ist als der Ältere meist der Taktgeber. Das hat bis zu einem gewissen Punkt auch funktioniert. Je älter Oskar jedoch wird, umso mehr möchte er auch Bestimmer sein. Nur leider hört Benno ihm nicht immer zu und übersieht dabei völlig, dass sein jüngerer Bruder überhaupt nicht zum Zug kommt. Häufig enden diese Diskussionen in handfesten Auseinandersetzungen, weil Oskar versucht, sich Gehör zu verschaffen. Aber auch hier scheitert er oft. Benno ist mit seinen acht Jahren einfach stärker.

Kaum haben sich beide beruhigt und ich die Kinderzimmertür hinter mir geschlossen, höre ich schon den nächsten Schrei. Jetzt spüre ich, wie ebendieser eine urplötzliche Wut in mir auslöst. Können die zwei keine fünf Minuten ohne Streit auskommen? Beim Aufreißen der Tür zum Kinderzimmer brülle ich beide an. «Was ist hier los?!

Kriegt ihr euch jetzt verdammt noch mal ein? Ich habe so die Nase voll von diesem ewigen Streit!» Beide schauen mich erschrocken an und weichen zurück. Die Wut brodelt in mir und ich empfinde den starken Impuls, sie irgendwo abzulassen. Dann bemerke ich an meiner schmerzenden Hand, dass ich schon längst mit der Faust gegen Bennos Hochbett geschlagen habe.

Jette kommt die Treppe herauf. «Ich habe den Lärm gehört. Was ist los?»

Irritiert wende ich mich ab und verlasse das Zimmer.

Bis zum Mittagessen verhalten sich die Kinder ruhig.

Als wir uns gemeinsam zum Essen an den Tisch setzen, verspüre ich das dringende Bedürfnis, mich zu entschuldigen. Dieser Wutausbruch ist durch nichts zu rechtfertigen. Wenn ich so die Fassung verliere, bin ich kein gutes Vorbild für die Kinder. Immerhin predigen wir ihnen stets, Probleme mit Worten und nicht mit Fäusten zu klären.

«Es tut mir leid, dass ich euch vorhin so erschreckt habe», leite ich am Mittagstisch meine vorher wohl überlegte Erklärung ein.

Benno und Oskar schauen mich fragend an.

«Kein Problem, Mama», lässt sich Benno zu einer Antwort hinreißen und drückt mich. Offensichtlich ist an dem Thema für beide schon längst ein Haken dran. Oskar widmet sich bereits seinem Essen. Gut, dann spare ich mir den Rest. Gemeinsam verbringen wir eine entspannte Mahlzeit.

Am Nachmittag bringen Oskar und ich Benno zu einem Schulfreund. Paul hat versprochen, ihn später von dort abzuholen. Auf dem Rückweg entscheide ich spontan, ihm etwas Süßes in die Agentur zu bringen, wenn er schon am Wochenende arbeiten muss.

Als ich am Gebäude vorbeifahre und auf den Parkplatz biegen möchte, sehe ich durchs Fenster in Pauls Büro und beobachte, wie er sich ganz angeregt mit einer Frau unterhält. Ich habe sie noch nie gesehen. Sofort steigt Hitze in mir auf. Sagte er nicht, dass er sich nur um ein paar Unterlagen kümmern und dann schnellstmöglich wieder nach Hause kommen wollte? Und jetzt sitzt er da und quatscht?! Mein Puls rast. Die Wut kocht hoch. Ich muss das klären, aber Oskar will ich nicht dabeihaben. Dieses Gespräch ist für Kinderohren nicht geeignet.

«Schatz, ich bin gleich wieder zurück. Du wartest kurz im Auto auf mich, ja? Und dann fahren wir nach Hause und machen es uns gemütlich.»

Oskar nickt und spielt mit seiner Actionfigur, die wir dabei haben. Meine Miene verfinstert sich, als ich aussteige und in Richtung Büro stolziere. Mein Herz schlägt so schnell, dass ich das Gefühl bekomme, gleich zu kollabieren. Ohne einen klaren Gedanken fassen zu können, stürme ich ins Büro und stelle die kleine Papiertüte mit dem Franzbrötchen auf den Tisch. Die Frau, die meinem Mann gegenüber sitzt, blickt mich fragend an, während ich zwischen beiden hin und her schaue. Pauls

Miene gleicht meiner. Er blickt finster drein. Garstig fauche ich meinen Mann an: «Hier, mein Schatz! Da du so viel arbeiten musst, wollte ich dir etwas Gutes tun. Ist aber nur eins drin. Ich dachte, du wärst allein.»

Paul läuft rot an. Die Frau guckt beschämt in die Unterlagen, die sie schon die ganze Zeit in der Hand hält. Erhaben drehe ich mich auf dem Absatz um. Ohne Paul eines weiteren Blickes zu würdigen, gehe ich hinaus und schließe unsanft hinter mir die Tür. Mir schwant schon jetzt, dass dieser von einem starken Impuls getragene Auftritt keinesfalls gut war. Im Auto schlage ich meinen Kopf mehrfach auf das Lenkrad. Oskar schaut mich mit weit aufgerissenen Augen erschrocken an. «Mama, hör auf! Das tut doch weh.»

Ich blicke abwesend aus dem Fenster in Richtung Büro. *Was hast du da nur angerichtet, du eifersüchtige Pute?!*

Zu Hause mache ich es mir mit Oskar auf der Couch bequem und hoffe nun nicht mehr, dass Paul so schnell nach Hause kommt. Denn dann gibt es definitiv Ärger. Meine Wut werde ich kaum zügeln können. Ich fühle mich verarscht.

Kurz vorm Abendessen fährt er die Auffahrt hoch. Wie verabredet hat Paul Benno direkt mitgebracht, was ich gut finde. Mir ist die Lust vergangen, heute noch mal das Haus zu verlassen. Benno kommt freudestrahlend zur Tür herein. Mein Sohn hatte definitiv den schöneren Nachmittag von uns beiden. Paul folgt ihm und würdigt mich keines

Blickes. Die Jungs verschwinden gemeinsam in Bennos Zimmer. Mit gesenktem Haupt setze ich zur Entschuldigung an. «Paul, es tut mir …»

«Spar es dir! Bitte.» Er lässt mich einfach im Flur stehen. «Ich brauche erst mal einen Moment für mich.»

Seine Ablehnung verletzt mich zutiefst, aber ich kann sie nachvollziehen. *War wohl kein glanzvoller Auftritt von mir …*

Nachdem ich Paul in Ruhe gelassen habe und das Abendessen überwiegend im Stillen stattfand, setze ich danach erneut an. «Schatz, lass uns bitte darüber reden. Es tut mir leid. Ich weiß doch auch nicht, welcher Dämon mich da geritten hat.»

Paul erhebt leise die Stimme. «Und wieder einmal weißt du nicht, was los ist. Isabella, ich sag es noch einmal: Hol dir Hilfe! Du hast dich nicht mehr im Griff.»

Leugnen bringt nichts, denn damit würde ich mich nur selbst belügen. Seinen Worten habe ich nichts entgegenzusetzen. «Du hast recht.»

«Das sagst du jedes Mal. Ich bin es so leid!», unterbricht Paul mich erneut und reibt sich mit Daumen und Zeigefinger die Nase. «Hast du eigentlich eine Ahnung, wie peinlich das war? Zum Glück konnte ich das mit etwas Witz auflösen und Frau Müller springt nicht ab.»

«Was hatte diese Frau Müller denn überhaupt in der Agentur zu suchen? Du hast mir gesagt, dass du dich ausschließlich um die Unterlagen kümmerst und dann Familienzeit mit uns verbringst.»

Er atmet tief ein und erklärt mir bereitwillig, wie es dazu kam. «Frau Müller war Kundin in der alten Agentur und fühlte sich dort, seit ich nicht mehr da bin, nicht gut betreut. Als sie heute zufällig an meiner Agentur vorbeiging, sah sie mich im Büro sitzen und schaute kurz rein. Wir kamen ins Plaudern und sie zeigte Interesse daran, sich zukünftig in Versicherungsangelegenheiten durch mich vertreten zu lassen. Entschuldige bitte, aber ich konnte sie nicht wegschicken. Sie wäre im Moment meine größte Kundin. Immerhin wechselt sie nicht nur privat. Sie will ihr Unternehmen ebenfalls über mich versichern. Meistens zieht so was Kreise, und wenn ich den entsprechenden Service anbiete und sie zufrieden ist, empfiehlt sie mich sicher weiter.»

Kleinlaut gebe ich zu: «Das klingt wirklich gut.» Ich schnaufe und schlage mir die Hand auf die Stirn. «Und ich Dussel komm dir mit so einem Auftritt in die Quere. O Gott, wie peinlich.»

«Das kannst du laut sagen. Aber ich glaube, Frau Müller hatte mehr Verständnis für die Situation, als ich anfangs dachte. Als selbstständige Geschäftsfrau weiß sie, wie schwierig es für die Familie sein kann, wenn ein Elternteil gleichzeitig mit dem Beruf verheiratet ist. Dass einem da mal die Sicherungen durchbrennen, kennt sie auch.» Paul muss schmunzeln und ergänzt: «Das Franzbrötchen haben wir uns dann wirklich geteilt.»

Ein kleiner Funke Eifersucht keimt in mir auf, als Paul dann noch einen draufsetzen muss.

«Frau Müller würde es begrüßen, wenn du beim nächsten Mal zwei mitbringst. Es war köstlich.»

Wir schauen uns tief in die Augen und fangen beide an zu lachen. *Wie peinlich, Isabella, wie peinlich.*

Als unsere Belustigung abebbt, wird Paul wieder ernst. «Aber mal ehrlich, Bella. Auch an dieser Sache könntest du, da du dir professionelle Hilfe holst, arbeiten.»

Ich weiß genau, worauf er hinauswill. «Bisher bist du mir immer mit Verständnis begegnet, wenn dieser wunde Punkt getriggert wurde. Verändert sich das gerade?», hinterfrage ich die Aufforderung etwas verunsichert. «Ich habe dir mehrfach gesagt, dass ich nicht weiß, warum ich so extrem reagiere, wenn ich das Gefühl habe, dass ich dich an eine andere Frau verlieren könnte.»

Paul greift nach meinen Händen und blickt mir tief in die Augen. «Nein, was ich meine, ist, dass du dieser Art von Verlustangst und Eifersucht vielleicht besser begegnen könntest, wenn du sie dir mit einer Therapeutin anschaust. Ging es nicht bei dieser Sache in Berlin um Emotionen? Die Wut stand dir heute ins Gesicht geschrieben.»

Mein Magen wird flau bei dem Gedanken, zur Ergründung meiner Emotionen vielleicht alte Wunden aufreißen zu müssen. Aber mir wird immer bewusster, dass mich Wegschauen bislang nicht weitergebracht hat. Und sicher hat Paul zumindest damit recht: Es kann nur besser werden.

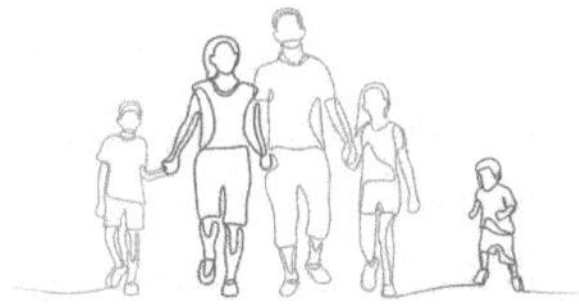

6

Es ist dunkel. Ich kann nicht abschätzen, wo oben und unten ist. Es dringt kein Laut an mein Ohr. *Wo bin ich?*

Vorsichtig erhebe ich mich aus dem Bett, in dem ich liege, und versuche mich vorzutasten. Aber wohin? Ich irre langsam durch einen Raum ohne Anfang, ohne Ende. Ein frischer Luftzug umhüllt meinen nackten Körper. Er ist von Gänsehaut überzogen. Müde und kraftlos gebe ich auf und lege mich wieder hin. Plötzlich höre ich ein Geräusch. Überall sind Hände. Sie leuchten und ziehen mich in die Tiefe. Voller Panik schreie ich um Hilfe und bemerke, dass mich jemand schüttelt und schreit.

«Wach auf, Bella! Wach auf!»

Mein Körper bebt, als ich genau das neben dem Bett tue. Ich sitze auf dem Boden und schwitze. Paul kniet vor mir und hält meine Schultern fest. Ich lasse mich in seine Arme fallen. Sie geben mir Sicherheit. *Nur ein Albtraum, Bella. Es ist nichts passiert.* Nach ein paar tiefen Atemzügen beruhigt sich mein Puls. «Wie spät ist es?», frage ich erschöpft.

«Drei Uhr. Was war denn los?», fragt Paul besorgt.

Erneut hole ich tief Luft. «Da waren überall Hände. Sie wollten mich nach unten ziehen – in die Dunkelheit. Ich hatte keine Chance. Es war furchtbar!»

«Bella, nichts für ungut, aber wenn du morgen nicht zum Hausarzt gehst und deinen Krankenschein verlängerst, bringe ich dich persönlich hin. Das kann so nicht weitergehen.»

«Aber ich muss morgen wieder in die Schule! Die Kollegen mussten nun schon zwei Wochen ohne Leitung …»

«Bella, mir reicht es!», unterbricht Paul mich harsch. «Dein Zustand hat sich nicht verändert. Du schläfst unruhig, deine Rückenschmerzen sind nach wie vor da und von den Nerven fange ich mal lieber gar nicht erst an. Sei vernünftig. Bleib zu Hause.»

Die Unsicherheit und das schlechte Gewissen überkommen mich. «Ich weiß nicht …», meine ich nachdenklich.

In dieser Nacht finde ich nicht mehr in den Schlaf. Nachdem Paul wieder eingeschlafen ist, ziehe ich mich auf die Couch zurück. Da sitze ich nun in meinem dunklen Wohnzimmer. In diesem wunderschönen großen Haus mit dem großartigen Garten. Die drei Kinder schlafen friedlich. Alles ist wie im Bilderbuch. So wie ich es mir erträumt habe. Alles wunschgemäß geliefert. Nur diese triste und traurige Person auf dem Sofa stört das Bild und macht es zu einer unharmonischen Szene. Morgen muss ich wieder funktionieren. Meine Vorgesetzten erwarten mein Erscheinen. Sie wollen keine Schwäche sehen. Was, wenn ich den Leitungsposten nicht bekomme, weil ich jetzt krank bin? Seit drei Jahren habe ich diese Stelle kommissarisch inne, und nun ergibt sich endlich die Chance darauf, sie zu übernehmen. Bei dem Gedanken an die Arbeit wird mir übel. Schnell laufe ich zur Toilette und übergebe mich.

Nachdem ich mich gegen fünf Uhr doch hingelegt habe und eingeschlafen bin, komme ich nicht aus dem Bett, als der Wecker klingelt. Mein Hals brennt und ein flaues Gefühl macht sich in meinem Magen breit. Ich habe keine Lust, keinen Antrieb und keine Nerven für die Kids. Trotzdem stehe ich langsam auf und gehe in die Küche. Schon auf dem Weg dorthin höre ich Benno und Oskar streiten.

«Nein, ich hatte die Milch zuerst!»

«Benno, gib mir jetzt die Milch! Ich will sie zuerst haben!», mault Oskar.

Nachdem ich tief Luft geholt habe, öffne ich die Tür.

«Guten Morgen, Jungs! Habt ihr gut geschlafen?», frage ich betont freundlich.

«Du wohl eher nicht ...», höre ich eine Stimme hinter mir sagen. Jette betritt die Küche. «Wurdest du heute Nacht abgeschlachtet?», fragt sie mit einem besorgten Blick.

«Nein, ich hatte einen Albtraum. Geht schon wieder, danke.»

Inzwischen hat sich der Streit um die Milch geklärt und alle frühstücken. Üblicherweise wäre ich jetzt dabei, hektisch Brote zu schmieren und mich selbst fertig zu machen. Wie in Trance erledige ich alles ganz in Ruhe und lasse mir Zeit, weil ich es nicht eilig habe. Ich werde erneut zu meinem Hausarzt fahren und bin gleichzeitig so kraftlos nach dieser Nacht, dass ich am liebsten direkt wieder ins Bett fallen möchte.

Als die Kinder das Haus verlassen haben, putze ich meine Zähne. Zu mehr bin ich heute nicht in der Lage. Die Frau im Spiegel starrt mich an, und ich bemerke, wie sie vermeintlich langsam den Kopf schüttelt. *Wie konnte es nur so weit kommen? Du siehst scheußlich aus. Lass dir endlich helfen und nimm dich raus! Oder entscheide dich für die Arbeit, aber dann fliegt dir hier alles um die Ohren, Fräulein. Na? Wer ist wichtiger: die Arbeit oder deine Familie? Oder bist du noch immer der Überzeugung, alles schaffen zu können, bevor du dich geordnet hast? Hör auf deine Omi und werd dir klar, was du tatsächlich willst. Erst wenn du das weißt, kannst du wieder mehr als nur zu funktionieren. Dein Körper bremst dich, weil er sich nicht weiter kaputt spielen lassen möchte.*

Ich wende den Blick ab, um dem Gedankenkarussell zu entkommen. Dann mache ich mich fertig und setze mich wenig später ins Auto.

Auf dem Parkplatz vor der Praxis merke ich, wie viel mir diese kurze Strecke abverlangt hat. Als ich die Autotür öffne und zum Aussteigen ansetze, stelle ich fest, dass ich wackelig auf den Beinen bin.

Mein Kreislauf schwankt, und ich bin froh, als ich mich im Wartezimmer setzen kann. Meinen Gedanken noch etwas nachhängend, werde ich nach kurzer Zeit aufgerufen.

«Na, Frau Wagner? Wie geht es Ihnen nach den zwei Wochen?», kommt mein Hausarzt direkt auf den Punkt.

Vor ihm sitzt ein Schluck Wasser mit hängenden Schultern. Die Hände ineinander im Schoß verschränkt, als ob sie festhalten wollten, was es nun auszusprechen gilt. Meine Augen füllen sich sofort mit Tränen, als ich sagen möchte, dass mir gerade alles zu viel ist und ich fertig bin mit meinen Nerven. Doch als ich ansetze, ebendies auszusprechen, steckt mir wieder dieser Kloß im Hals und ich bringe es nicht über meine Lippen. Mir bleibt nur, mit den Schultern zu zucken, hilflos den Kopf zu schütteln und auf das Verständnis meines Arztes zu hoffen.

«Frau Wagner, was ich sehe, gefällt mir überhaupt nicht. Ich denke, was Sie brauchen, sind eine längere Auszeit und therapeutische Unterstützung. Sind Sie damit einverstanden?» Diese Frage meint er wohl eher rhetorisch. Ohne auf eine Antwort zu warten, fährt er fort. «Sie bekommen von mir zunächst eine Bescheinigung über Ihre Arbeitsunfähigkeit für vier Wochen. Ich bitte Sie darum, sich auszuruhen und allenfalls Dinge zu tun, die Ihnen guttun. Gehen Sie spazieren, treiben Sie Sport, sobald sie zu Kräften kommen, lesen Sie ein Buch, machen Sie nur …»

Ungläubig unterbreche ich seine Aufzählung. «Vier Wochen?! Ich kann doch nicht *so* lange der Arbeit fernbleiben!»

Mein Arzt lässt nicht mit sich reden. «Frau Wagner, Sie befinden sich in einem akuten Erschöpfungszustand und stehen kurz vorm Burnout. Solche Krankheiten bauen sich meist über Jahre auf. Sind Sie ernsthaft der Annahme, das würde mit etwas Ruhe innerhalb von zwei Wochen wieder verschwinden? Diesen Zahn muss ich Ihnen leider ziehen, und mit Verlaub, ich gehe nicht davon aus, dass Sie nach weiteren vier Wochen wieder arbeitsfähig sein werden. Sie brauchen Zeit und meines Erachtens auch Hilfe von außen. Ich habe das bei Ihrem letzten Besuch bereits angedeutet. Es gibt die Möglichkeit, in eine Tagesklinik zu gehen oder sich im Rahmen einer Psychotherapie Unterstützung zu holen.»

«Ja, ich weiß. Ich habe Donnerstag ein Erstgespräch mit einer Therapeutin.»

Mein Hausarzt freut sich sichtlich. «Das ist ein guter Anfang. Wir werden noch ein aktuelles Blutbild machen. Manchmal ist der Vitaminhaushalt nicht richtig ausgeglichen, was sich auch auf die Stimmung legen kann. Hier könnten wir gut entgegensteuern. Brauchen Sie ein Beruhigungsmittel?»

Das Angebot nehme ich gern an, denn ich sehne mich danach, mal wieder durchzuschlafen. «Ja, aber bitte etwas Pflanzliches.»

«Gut, dann empfehle ich dieses hier.» Er reicht mir einen Zettel. «Die können Sie, wenn es Ihnen schlecht geht, ohne Bedenken nehmen. Sie erzeugen keine Abhängigkeit. Zur Nacht bitte zwei, dann sollte es mit dem Schlaf etwas besser funktionieren.»

Heute bin ich meinem Hausarzt sehr verbunden, dass er mir die Entscheidung über den weiteren Werdegang abgenommen hat. «Vielen Dank für Ihre Hilfe», verabschiede ich mich und kehre dem Behandlungsraum den Rücken. Bei der Sprechstundenhilfe nehme ich meinen gelben Schein entgegen und verlasse die Praxis.

Ein innerer Drang lässt mich auf dem Rückweg an Pauls Agentur halten. Er hat zum Glück gerade keine Kundschaft.

«Ich bin für vier Wochen krankgeschrieben», teile ich meinem Mann erschöpft mit.

«Sehr gut. Nutz die Zeit für dich!» Paul küsst meine Stirn und nimmt mich in den Arm. «Alles, was ich will, ist, dass es dir wieder gutgeht. Nimm dir die Zeit, die du brauchst.»

Zum ersten Mal stimme ich ihm aus vollem Herzen zu.

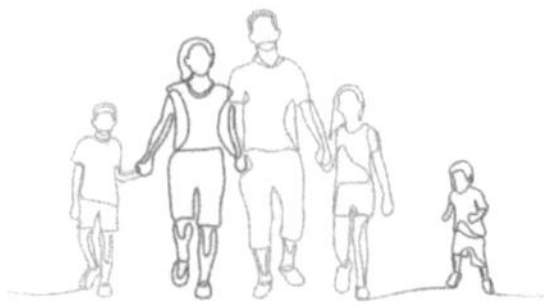

7

Es ist Donnerstag. Nachdem die Kinder mit Paul gut in den Tag gestartet sind, genieße ich ein Bad. Schon lange habe ich mir dafür keine Zeit mehr genommen. Ich zünde mir eine Duftkerze an und schalte leise Musik ein. Das warme Wasser und der samtige Schaum vereinnahmen meinen Körper. Ich schließe meine Augen, atme tief durch. Die Wärme auf der Haut entspannt mich dermaßen, dass ich alles vergessen kann, was mich beschäftigt. Die Unzulänglichkeit, das Gefühl des Versagens, das mich zerfrisst. Der Drang, stark zu sein für jeden. Ich lasse los und bin in diesem Moment völlig frei. So muss sich ein Baby im Mutterleib fühlen. Umhüllt von Wärme und Geborgenheit. Geschützt vor allen schlechten Gefühlen. Einfach glücklich.

Jetzt ist der richtige Augenblick gekommen, um das Buch zur Hand zunehmen, das mir auf meinem gestrigen Spaziergang durch die Stadt im Schaufenster meiner liebsten Buchhandlung direkt ins Auge gestochen ist. Die amerikanische Autorin beschreibt schon im Klappentext, dass es notwendig sei, sich weniger Selbstkritik auszusetzen und mehr Selbstmitgefühl zu entwickeln. Der stetige Druck von außen und der Perfektionismus in uns, kombiniert mit harscher Selbstkritik, wenn die Dinge nicht so laufen wie gewünscht, führe bei vielen Menschen zu Depressionen und Burn-out. Es gehe darum, sich selbst mit mehr Gelassenheit und eben Selbstmitgefühl zu begegnen.

Schon in den ersten Worten finde ich mich wieder. Wie oft habe ich so viele Aufgaben angenommen, weil ich einfach nicht Nein sagen kann, niemanden enttäuschen und allen gerecht werden will. Und am Ende genügt es dann häufig nicht meinen Ansprüchen oder ich bin so kaputt, dass ich nicht selten einen Nervenzusammenbruch erleide.

Ich erinnere mich an eine Situation, die schon mehrere Jahre zurückliegt. In meinem Referendariat wollte ich so glänzen, dass ich danach in jedem Fall eine Stelle an ebendieser Schule bekomme. Die Erkrankung etlicher Kollegen führte dazu, dass ich mehr Klassen und Fächer übernahm, als ich tatsächlich leisten konnte. Bis in die späten Abendstunden bereitete ich den Unterricht vor. Teilweise stand ich morgens um drei Uhr auf, um den letzten Feinschliff an Methoden und Arbeitsblättern vorzunehmen. Zwei Wochen hielt ich dieses Pensum aus, dann fand mich meine damalige Mitbewohnerin weinend auf dem Boden liegen. Sie muss gedacht haben, ich hätte einen Anfall. Ich konnte mich nicht mehr einkriegen. Die Welt lag für mich in Scherben. Eine Notärztin kam und gab mir eine Spritze. Dank des Beruhigungsmittels schlief ich innerhalb kurzer Zeit ein und seit langem mal wieder durch. Danach fuhr ich etwas zurück, ließ es langsamer angehen. Als die Notwendigkeit jedoch wieder da war, warf ich die guten Vorsätze über den Haufen. Und so zieht sich dieser Wechsel aus sich langsam steigernden Zusammenbrüchen wie ein roter Faden durch mein Leben. Wie Wellen, die unweigerlich zerbersten. Unheimlich, dass ich dieses Muster noch nicht geknackt habe. Aber nein, Bella findet für jede neue Aufgabe immer auch die passende Ausrede, um sie anzunehmen. Neinsagen – Fehlanzeige! Ich gebe mich wieder den Zeilen der Autorin hin, die hoffentlich Antworten auf die drängenden Fragen bringen.

Als das Wasser deutlich abgekühlt ist, lege ich das Buch beiseite und steige aus der Badewanne.

Den Gedanken noch etwas nachhängend, sitze ich wenig später überpünktlich vor meinem Computer und suche den Link für den Videocall mit Frau Rieger in meinem Posteingang. Von meinem Schreibtisch aus kann ich in die Ferne blicken. Auf dem abgeernteten Feld tummeln sich einige Rehe und fressen die Gartenabfälle der Nachbarn. Bis der Landwirt den Boden irgendwann umpflügt, muss es ein Festmahl für die Tiere sein. Ein Mikrofon rauscht. Jemand räuspert sich.

Zeit, dein Leben zu ordnen, Bella!

«Hallo, Frau Wagner! Schön, dass es mit dem Termin gepasst hat.»

«Hallo, Frau Rieger! Ich freu mich auch», antworte ich etwas schüchtern. Auf meinem Bildschirm sehe ich die Frau vom Foto auf der Webseite, nur weniger gestylt.

Sie trägt eine Strickjacke mit Quadraten. Die dunkelbraunen Haare sind locker zum Zopf gebunden, eine Strähne hängt ihr ins Gesicht. *Irgendetwas ist anders als auf dem Bild … Ja, die Brille! Das Gestell ist heller.* Es schmeichelt ihrem Teint. Im Hintergrund steht ein großes Regal mit vielen Büchern.

Sie lächelt freundlich. «Frau Wagner, vielleicht beschreiben Sie mir zunächst Ihre Situation und den Grund für unser heutiges Treffen.»

Okay, es geht also direkt in die Vollen. Wo soll ich anfangen? Ich überlege kurz. «Na ja, so recht weiß ich nicht, wo ich anfangen soll. Ich bin 39 Jahre und lebe gemeinsam mit meinem Mann und unseren drei Kindern in einem Einfamilienhaus auf dem Land.» Unruhig fange ich an, mir die Hände zu reiben, und rutsche auf meinem Stuhl hin und her. Es fällt mir schwer, Blickkontakt zu halten.

«Erzählen Sie mir von Ihren Kindern», fordert mich die Therapeutin auf.

«Meine älteste Tochter Jette ist dreizehn Jahre. Der Ältere von beiden Söhnen, Benno, ist acht und der Jüngste, Oskar, ist vier Jahre alt. Er ist mein Sorgenkind. Oskar ist schnell wütend und wird manchmal so aggressiv, dass er unkontrolliert Dinge durch die Gegend wirft oder auf mich losgeht. In diesen Momenten sehe ich so viel Ablehnung und Hass in seinen Augen, dass ich …» Meine Stimme bricht weg. Wieder spüre ich den Kloß in meinem Hals. Die Tränen laufen und ich halte mir die Hand vor den Mund. Es fällt mir schwer, auszusprechen, was ich da soeben dachte. Doch genau das ist, was ich in letzter Zeit so häufig denke. *Wie kann eine Mutter nur solche Gedanken haben? Bin ich eigentlich völlig durchgeknallt?* Ich schäme mich in diesem Moment zutiefst, denn Frau Rieger scheint zu ahnen, was für mich unaussprechlich ist, und setzt an, es in Worte zu fassen.

«Wünschten Sie sich manchmal …»

Aus einem inneren Impuls heraus unterbreche ich sie. Es regt sich plötzlich das tiefe Bedürfnis, es selbst laut auszusprechen. «… dass er nicht mehr da ist.» Diese sechs Worte lassen meinen Körper erstarren. Nur die Tränen laufen ununterbrochen, wie ein Rinnsal. Ja, ich habe schon oft gedacht: *Hätte ich dich doch nur nicht bekommen! Es wäre alles viel einfacher.* Was für ein scheußlicher Gedanke. Und jetzt, da er ausgesprochen ist, schäme ich mich noch mehr dafür.

Frau Rieger erklärt mir, dass solche Gefühle das Resultat einer Überforderungssituation sein können, und nicht den tatsächlichen Wunsch widerspiegeln würden, dass Oskar nicht mehr Teil der Familie sei. «Vielmehr geht es darum», fährt sie mit ihrer Erklärung fort, «zu ergründen, wie die Überforderung und die damit verbundenen Emotionen wie Wut, Scham und Hilflosigkeit entstehen, und dass aufkommende Probleme besser reguliert werden können. Meist kennt der Körper diese Zustände aus vorangegangenen Situationen. Ihre Seele hat Dinge abgespeichert, die in einem anderen Kontext plötzlich wieder aufkeimen und so diese Gefühle auslösen. Sich in die Emotionen hineinzubegeben kann die Tür zum besseren Verständnis und zur Verhaltensänderung sein.»

Das klingt plausibel, doch wie soll das gehen? «Das gilt dann sicher auch für Eifersucht, oder? Und wie funktioniert es, sich in diese Gefühle zu begeben?»

«Ja, richtig. Wichtig ist noch zu erwähnen, dass ich emotionsfokussiert arbeite, das heißt, der Schwerpunkt liegt auf der emotionalen Verarbeitung. Welche Gefühle tauchen auf? Wie verändern diese unsere Wahrnehmung, unser Selbstbild, unser Denken und Handeln? Zudem schaue ich speziell auf das, was zwischen uns beiden passiert.» Sie schaut mich durchdringend an, als ich meine rechte Augenbraue hochziehe. «Die Beziehungsgestaltung zwischen uns, die unbewusst durch all unsere vorherigen Beziehungserfahrungen beeinflusst und geprägt wird. Damit gehe ich noch einen Schritt weiter, als die klassische Emotionsfokussierte Therapie und arbeite mit diesen unterbewusst abgespeicherten Gefühlen. Sie sollten in der Lage sein, sich einzufühlen, wenngleich aufkeimende Angst Sie hindern möchte, genau hinzuschauen. Reicht Ihre Vorstellungskraft so weit, dass Sie Menschen gedanklich in einen Raum projizieren können?»

Bei dieser Frage fällt mir sofort die Situation vom Abendessen ein, als sich alles wie im Film anfühlte. Ausführlich beschreibe ich ihr, was abgelaufen ist. Dass ich meinen Geist neben dem Abendbrottisch stehen sah und selbst als leere Hülle am Tisch saß.

«Genau ein solches Vorstellungsvermögen ist von Vorteil, um sich ganz einzufühlen. Ich gehe daher davon aus, dass dieser Therapieansatz für Sie geeignet ist.»

Dank Frau Riegers genauer Beschreibung habe ich mich von meinem Gedanken um Oskar abgelenkt. Mein Bauch sagt: *Probiere es!* «Ich würde sehr gern einen Termin mit Ihnen vereinbaren. Wann kann ich zu Ihnen kommen?»

Wir klären die letzten vertraglichen Details und finden einen Termin in zwei Wochen. Nach dem Gespräch bin ich erschöpft und erstaunt, wie schnell die Stunde gefühlt vergangen ist.

Zum Abschluss stellt Frau Rieger klar: «Frau Wagner, den schwierigsten Schritt sind Sie bereits gegangen. Sie haben sich Hilfe geholt und damit die höchste Hürde genommen. Seien Sie stolz auf sich. Sie tun das Richtige. Für sich. Und für Ihre Familie.»

Mein Kopf nimmt diese Tatsache dankend auf, aber mein Gefühl sagt mir: *Da liegt noch ein steiniger Weg vor dir!*

Nach dem Gespräch regt sich das Bedürfnis, einige Gedanken zu Papier zu bringen. Ich krame in dem Rollcontainer neben meinem Schreibtisch und finde in der untersten Schublade ein Notizbuch. Vor einer halben Ewigkeit habe ich es gekauft, um meinem Mann von Zeit zu Zeit zu schreiben. Ich hatte die romantische Vorstellung, dass er es irgendwann findet, wenn ich vielleicht nicht mehr bin, und sich freut. Nachdem sich die ersten zwanzig Seiten aber nur um Eifersuchtsdramen, die wahrscheinlich im engen Zusammenhang mit meinem Ex-Partner stehen, drehten, war es um die Romantik geschehen. Ich gab die Idee auf und entfernte diese von Streit und Versöhnung geschwängerten Seiten. Nun findet das Büchlein eine bessere Verwendung.

Ich tauche abermals tief in dieses Gefühl rund um Oskar ein und versuche in Worten auszudrücken, was ich fühle. Auch wenn es mich erneut erschreckt, zu lesen, dass ich überfordert bin und es ohne Oskar manchmal einfacher wäre, habe ich am Ende das Gefühl, ein Stück der grausamen Vorstellung an das Buch abgegeben zu haben. Ich lege es zurück in die Schublade. Diesmal aber oben auf. Sicher werde ich es bald wieder brauchen.

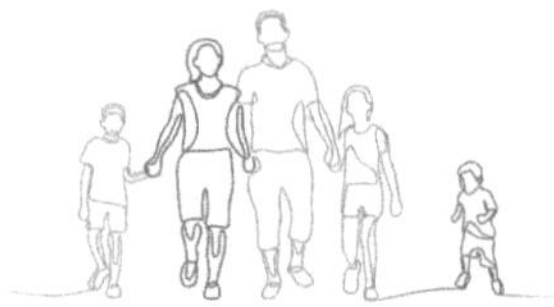

8

Das erste Onlinetreffen mit meiner Therapeutin ist zwei Wochen her. Heute begebe ich mich erstmals auf den Weg nach Berlin. Schon früh stehe ich auf dem Bahnsteig und warte auf die Einfahrt des Regional-Express.

Es ist ein stürmischer Morgen. Der November zeigt sich von seiner grauen und dunklen Seite. Ein eisiger Wind fegt durch den offenen Bahnhof. Meine Hände sind eiskalt. Regungslos stehe ich da und starre auf die Gleise. Als der RE in einiger Entfernung zu sehen ist, beschleicht mich ein ungutes Gefühl.

Warum haben diese Gleise so eine Anziehung auf mich?

Instinktiv trete ich zwei Schritte zurück und halte mich an dem kalten Geländer hinter mir fest. Erst jetzt empfinde ich Sicherheit und blicke zu Boden. Als der Zug eingefahren ist und sich die Türen öffnen, habe ich das Gefühl, loslassen zu können.

«Geht es Ihnen nicht gut?», fragt die Bahnangestellte.

«Äh, ja, doch, alles gut», antworte ich. *Nein!*, schreit es in meinem Inneren.

Im Zug hänge ich meinen Gedanken noch lange nach. *Was war das? Dieser Impuls, auf die Gleise zu springen … Wie schlecht muss es Menschen gehen, die das tun? Und was macht es mit den Menschen, die sich dieses Unglück anschauen müssen? Warum ist dieser Gedanke so stark?* Ich verstehe die Welt nicht mehr. Meine eigenen Emotionen erschrecken mich zunehmend. Ein kalter Schauer läuft mir über den Rücken. *Das ist doch nicht mehr normal!* Unbedingt muss ich diese düsteren Gedanken loswerden. Aber hier und jetzt kann ich mich nicht damit auseinandersetzen.

Zur Ablenkung lese ich noch einige Seiten in meinem Buch. Es sind nur noch zwei Kapitel übrig und ich habe viel über mich selbst gelernt. Der offene Umgang der Autorin mit ihrem Sohn und den Problemen, die sich innerhalb der Familie ergeben, beeindruckt mich. Dass mich Oberflächlichkeit abschreckt, spüre ich in letzter Zeit immer mehr. Ich glaube nicht daran, dass auch nur ein Mensch auf Erden ohne Probleme durchs Leben stolziert. Jeder hat sein Päckchen zu tragen. Viele von uns sind so sehr damit beschäftigt, andere glauben zu lassen, dass alles gut wäre. Aber mich kostet das viel mehr Anstrengung, als die Maske einfach fallen zu lassen. Natürlich renne ich nicht umher und posaune heraus, dass ich eben das

Bedürfnis verspürte, vor den Zug zu springen, um endlich von allem befreit zu sein. Aber wenn ich mich nicht gut fühle und deswegen schlecht aussehe, werde ich es nicht länger mit Eyeliner und Tusche überschminken. Dank des Buchs gelingt es mir in letzter Zeit immer mal wieder, mich in stressigen, nervenaufreibenden Situationen selbst zu beruhigen. Die Autorin fordert ihre Leserschaft dazu auf, sich für solche Momente einen kleinen Text zurechtzulegen. Seit einiger Zeit trage ich ihn immer bei mir und sage ihn auf wie ein Mantra.

«Diese Situation ist sehr hart für mich. Schwierigkeiten gehören zum Menschsein. Ich bin es wert, in diesem Moment friedlich mit mir umzugehen. Möge ich Selbstmitgefühl empfangen.»

Mich selbst aktiv daran zu erinnern, dass nicht immer alles gut ist, hilft, meinen Ärger und Frust nicht an die Kinder oder meinen Mann weiterzugeben. Während ich das Buch gelesen habe, gab es immer wieder Momente, in denen ich dachte, dass es selbstverständlich ist, wie harsch Oskar manchmal reagiert. Leider fahre ich selbst zu oft aus der Haut. Wenn ich so einen Umgang mit ihm pflege, weil ich selbst nicht gut mit mir umgehe, wie soll er es dann besser wissen?

«Nächster Halt, Berlin Gesundbrunnen!», schallt es aus dem Lautsprecher.

Mit etlichen anderen Fahrgästen verlasse ich den Zug. Auf dem Bahnhof herrscht reger Andrang. Einige Leute hasten in Richtung S-Bahn-Gleise. Für mich gibt es keinen Grund zur Eile. Bis zum Termin habe ich noch knapp zwei Stunden Zeit, schlendere also aus dem Bahnhof und schaue mich um.

Vielleicht erst mal gucken, wo ich nachher hinmuss und dann noch einen Kaffee? Gute Idee! Die Adresse liegt ganz in der Nähe. Ich stehe vor einem fünfgeschossigen Altbau. Gegenüber gibt es ein Café namens *Einfach glücklich*.

Nachdem ich die Straßenseite gewechselt habe, wird mir Glück zu Teil, denn ich ergattere den letzten freien Tisch.

«Einen Milchkaffee bitte», bestelle ich bei der netten Bedienung, die sogleich fragt, ob ich ein Croissant dazu haben möchte.

«Warum eigentlich nicht? Sehr gern!» Ich genieße die Zeit für mich. Trotzdem beschleicht mich ein ungutes Gefühl, je länger ich hier sitze. Jetzt bin ich aufgeregt und merke, dass mein Puls nicht mehr im Ruhezustand ist. Beim Blick auf den Altbau gegenüber rede ich mir gut zu. *Es kann nicht schlechter werden. Nutz die Chance, die sich dir jetzt bietet. Die Veränderung ist notwendig.*

Mit diesen Gedanken verlasse ich nach dem Bezahlen das Café und gehe zu dem Gebäude. Als ich klingle, wird schon nach kurzer Zeit wortlos die rustikale Haustür geöffnet. Der Flur hat schöne alte Bodenfliesen in Rot und Weiß mit Blumen, und die Wandfliesen im Eingangsbereich sind bräunlich. So stelle ich mir einen Berliner Altbau vor. Typisch!

Der Flur führt direkt zu einer Treppe. Dem Klingelschild nach zu urteilen, muss ich in die fünfte Etage. Es fühlt sich an, als ob ich einen Berg erklimme. Das dunkelbraune, abgegriffene Holzgeländer fühlt sich weich an. Oben angekommen, steht die Tür mit den floralen Ornamenten bereits offen. Eine brünette Frau begrüßt mich. «Hallo, Frau Wagner! Ich bin Frau Rieger und jeden Augenblick für Sie da. Legen Sie gerne schon einmal ab.» Dann verschwindet sie in einem der Zimmer.

Nachdem ich meinen Mantel an die Garderobe gehängt habe, schaue ich vom Balkon nach unten. Wieder beschleicht mich dieses Gefühl des Fallens. Mir wird schummrig und ich setze mich.

Wenige Augenblicke später ruft mich Frau Rieger in ihr Sprechzimmer. Der aufpolierte Dielenboden knarrt unter meinen Füßen. Der Raum ist sehr hell. Die weißen Wände sind äußerst dezent mit zwei großen abstrakten Gemälden in gedeckten Farben dekoriert. Lediglich ein kleines Bücherregal und ein Garderobenständer stehen im Eingangsbereich. Die hohe Decke mit Stuck wirkt sehr imposant. Der Raum lässt durch seine Höhe viel Luft zum Atmen. Die indirekte Beleuchtung zweier Elemente sorgt für eine warme Atmosphäre. Im hinteren Teil des Zimmers stehen drei Sessel.

Frau Rieger bedeutet mir, einen der zwei am Fenster auszusuchen. Sie setzt sich mir gegenüber und obwohl sie sehr freundlich schaut, fühle ich mich ihr ausgeliefert. Die Beine übereinandergeschlagen und die Hände dazwischen vergraben sitze ich da und warte, was passieren wird.

Die Therapeutin bricht das Eis. «Haben Sie gut hergefunden?»

Puh, kein direkter Einstieg, wie beim Erstgespräch. «Ja, es war dank der direkten Verbindung mit dem Regional-Express unkompliziert. Ich bin rechtzeitig losgefahren, sodass ich noch etwas Zeit für einen Kaffee gegenüber hatte.»

«Ah ja, das Café *Einfach glücklich*. Die machen den besten Cappuccino in diesem Bezirk.»

«Das glaube ich. Die Bedienung war auch sehr freundlich und die Einrichtung ist simpel und stilvoll. Ich mag es.»

«Wie geht es Ihnen heute?», kommt Frau Rieger dann doch direkt auf den Punkt.

«Einerseits bin ich froh, dass der Tag des Termins nun endlich da ist. Andererseits bin ich aufgeregt, was mich erwartet. Ich bin noch immer arbeitsunfähig und weiß nicht recht, wo ich anfangen soll.» Etwas überfordert ziehe ich die Schultern in Richtung Ohren.

«Wir haben uns bei dem letzten Termin vornehmlich über Ihre Familie unterhalten. Was machen Sie beruflich?», will sie ergänzend wissen.

«Ich bin verbeamtet und sitze auf dem Dienstposten einer stellvertretenden Schulleiterin. Seit zwei Jahren bin ich allerdings in der Hauptverantwortung, weil die eigentliche Leiterin an Krebs erkrankt ist. Sie ist zum Glück auf dem Weg der Besserung und wurde kürzlich pensioniert, sodass ihr Dienstposten nun neu besetzt wird», fasse ich kurz zusammen.

«Das ist eine sehr verantwortungsvolle Position», merkt sie an und trifft damit sofort meinen wunden Punkt.

«Ja. Das macht es mir so schwer.»

«Warum?», fragt Frau Rieger genauer nach.

«Ich trage die Verantwortung für meine Kollegen und die Schüler und bin inzwischen seit knapp fünf Wochen krankgeschrieben. Mein schlechtes Gewissen nagt an mir. Es bringt mich in den Zwiespalt, zu wissen, dass meine Nerven am Ende sind und gleichzeitig den Drang zu verspüren, für die Kollegen und Schüler da sein zu wollen.» Die Aufregung in meinem Körper arbeitet. Ich rutsche nervös hin und her und reibe meine kalten Hände. «Ich habe das Gefühl, mein Gewissen hindert mich daran, mich zu erholen und neue Kraft zu tanken. Es ist doch egoistisch, wenn ich mir Zeit für mich nehme, obwohl die anderen mich brauchen. Außerdem müssen die Kollegen meine Arbeit miterledigen. Verstehen Sie das? Und vor allem: Wie können Sie mir dabei helfen?»

Frau Rieger erläutert mir ihre Möglichkeiten. «Frau Wagner, was ich Ihnen hier anbiete, ist ein persönlicher Schutzraum. Innerhalb diesem darf alles passieren. Sie müssen nichts zurückhalten. Alles, was hier gesagt wird, bleibt hier. Für die gemeinsame Arbeit ist es wichtig, dass Sie mir vertrauen und sich darauf einlassen, auf Ihr Gefühl zu hören, und den Kopf auszuschalten. Es ist von Bedeutung, dass Sie aufkeimende Gefühle nicht unterdrücken und wegschieben, sondern in Worte fassen. Auch wenn es schrecklich und kaum vorstellbar ist. Nur wenn Sie die Dinge aussprechen, werden Sie sich Ihrer Emotionen bewusst.»

In meinem Hals bildet sich ein Kloß. Tränen laufen mir über beide Wangen. Die Worte der Therapeutin bewirken, dass ich plötzlich meine Tochter vor mir sehe. Ich halte kurz inne und kann nicht sofort begreifen, warum sie in diesem Zusammenhang vor meinem inneren Auge erscheint. Mich beschleicht eine Ahnung, denn manchmal habe ich die Befürchtung, dass sie sich genau das von mir abgeschaut hat. Es gab eine Zeit, da fühlte sie sich bei Konflikten so in die Ecke gedrängt und konnte nicht sprechen, weil sie von Traurigkeit darüber erfasst wurde, sich in Diskussionen nicht gut behaupten zu können. Ich hatte den Eindruck, sie würde sich eher entgegen ihrem Gefühl unterordnen, als zu erkennen zu geben, dass sie gerade kein rationales Argument parat hat. Das erinnert mich schon sehr an mich.

Während Frau Rieger weitere Details der Behandlung und der Kosten erläutert, geht mein Blick ins Leere. Ich schwelge in der Erinnerung des Gesprächs mit Jette. Die Therapeutin höre ich nur am Rande.

Als Frau Rieger dies bemerkt, fragt sie: «Wie fühlen Sie sich?»

Kaum merkbar schüttle ich den Kopf, weil ich meine Trauer nicht fassen kann.

«Welches Gefühl sendet Ihr Körper?», fragt sie erneut.

«Ich … ich spüre eine Art Druck im Bauch. Ein Schauer läuft mir vom Nacken über den Rücken. Ich bin traurig und habe Angst.»

«Schauen Sie genau hin. Wer sitzt Ihnen hier gegenüber? Wen betrauern Sie?»

Ich drehe mich etwas und schaue auf den Sessel gegenüber. «Meine Tochter. Ich sehe meine große Tochter dort sitzen.»

«Was tut sie?»

Meinem Impuls entgegen bittet Frau Rieger mich, den Blick aufrechtzuerhalten.

«Sie schaut mich an. Sie wirkt hilflos und traurig. Jette weint.» Dieses Bild löst in mir eine weitere Welle von Tränen aus.

«Was wollen Sie tun?»

«Ich will sie trösten, sie in den Arm nehmen und festhalten.»

«Tun Sie es!», fordert Frau Rieger mich auf. Ich bin verwirrt. Sie bedeutet mir mit einer Geste, meine Tochter in den Arm zu nehmen. Ihrer Anleitung folgend umarme ich mich. Ein wohliges Gefühl von Nähe und Hoffnung durchströmt meinen Körper. Sendet Wärme aus.

«Was wollen Sie ihr sagen?», fragt meine Therapeutin weiter.

«Ich möchte ihr sagen …»

«Sagen Sie es ihr direkt, als ob sie in Ihren Armen liegt», unterbricht sie mich.

«Jette, du musst keine Angst haben. Ich sorge jetzt für mich. Du bist traurig, weil ich oft traurig bin. Es hat nichts mit dir zu tun. Das Problem liegt in mir. Ich arbeite jetzt daran und lasse mir dabei helfen.» Meine Stimme bricht. «Ich … ich liebe dich, mein Kind, und werde immer da sein.» Mein Blick geht zur Therapeutin.

Sie lächelt freundlich und sagt: «Das war ein guter Anfang, Frau Wagner. Wie alt ist Jette?»

«Sie ist dreizehn Jahre.»

«Es ist verständlich, dass Jette aktiv mehr von Ihrem Gemütszustand mitbekommt, als es die zwei jüngeren Brüder tun. Und natürlich macht sie sich Sorgen, wenn es der Mutter nicht gutgeht. Sie konnten eben gut erkennen, dass es wiederum in Ihnen Sorgen auslöst, weil Sie das Gefühl haben, Ihre Tochter zu belasten.»

Mit dem was sie sagt, trifft meine Therapeutin ins Schwarze. «Das war mir so noch nicht bewusst.» Mit dieser Erkenntnis lehne ich mich zurück und schlage das rechte Bein über das linke. Die Hände schiebe ich unter die Beine.

«Wie fühlen Sie sich jetzt?», will Frau Rieger zum Abschluss wissen.

«Ich bin ziemlich platt und habe ein flaues Gefühl im Magen. Die Hände immer noch sehr kalt. Insgesamt bin ich aber zufrieden, weil ich das Gefühl habe, die Dinge nun anzupacken. Auch wenn es anstrengend ist, tut es mir gut.»

«Wollen wir dann einen neuen Termin vereinbaren?»

Meine innere Stimme schreit: *Tu es!*

«Sehr gern. Ich werde wohl noch eine Weile zeitlich flexibel sein.»

Mit einem Termin in zwei Wochen verlasse ich erschöpft die Praxis und lasse mir das Geschehene noch einmal durch den Kopf gehen. In meinem Notizbuch halte ich meine Gedanken fest.

Wie fühlt es sich für Sie an? Eine Frage, die gleichzeitig Furcht und Erleichterung auslöst. Furcht, weil ich die Antwort darauf nicht kenne. Erleichterung, weil ich das Gefühl habe, zum ersten Mal danach gefragt zu werden, ohne der Erwartung einer passenden Antwort entsprechen zu müssen. Es scheint nur um mich zu gehen. Es gibt kein Richtig oder Falsch. Es gibt nur: Wie geht es mir?

Mehr und mehr spüre ich die Kraftlosigkeit in mir aufsteigen und freue mich gleichzeitig auf diese Reise ohne Maske. Es ist an der Zeit, sie fallen zu lassen.

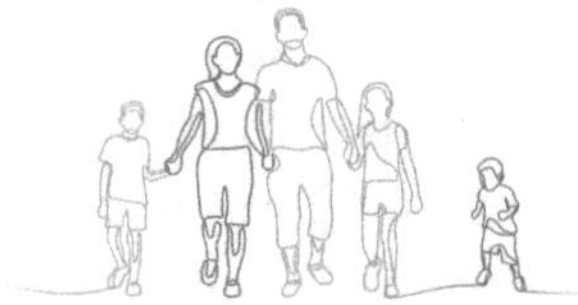

9

Die letzten Tage verliefen ruhig. Die Jungs kamen stets ausgepowert aus dem Kindergarten und der Schule. Der Alltag war geprägt von Hausaufgaben und Hausarbeit.

Schon zum zweiten Mal unterstützt mich in dieser Woche die Putzfee mit den Bädern. Sie war mir auf Anhieb sympathisch und wir haben eine Lösung gefunden, wie sie den Schlüssel nur am Reinigungstag bekommt. Damit kann ich mich gut arrangieren und freue mich inzwischen über Pauls Idee.

Ganz nebenbei bemühe ich mich täglich, achtsam mit mir umzugehen. Sobald ich morgens allein bin und es still im Haus ist, gönne ich mir eine Runde Yoga oder auch mal ein Bad. Vor allem aber gehe ich spazieren und habe meine Laufschuhe aus der hintersten Ecke des Schuhregals hervorgekramt. Wenn das Wetter nicht mitspielt, mache ich es mir in meinem Lesesessel bequem und lese.

Das Gefühl keimt in mir auf, dass es schon allein deshalb am Nachmittag mit den Kindern so entspannt läuft, weil ich mich erhole und weniger gestresst bin. Was mir jedoch bewusst wird, ist: Je näher das Ende der Krankschreibung rückt, umso mehr Angst habe ich, wieder anzufangen.

Die letzten Nächte schlief ich sehr unruhig. In meinen Träumen sah ich meine Kollegen. Manchmal standen sie nur kopfschüttelnd vor mir. Meistens wurde ich klein und schämte mich. Verzweifelt versuchte ich ihnen zu erklären, dass ich mir das nicht ausgesucht hätte und mit meinen Kräften am Ende sei. Die Bitte um Verständnis verhallte in ihren ungläubigen Gesichtern.

Letzte Nacht träumte ich davon, dass mein Vorgesetzter in der Menge aus Kollegen und Kindern stand. Er hatte einen hochroten Kopf. Je wütender Herr Brunkholz wurde, desto mehr schwoll sein Schädel an.

«Reißen Sie sich zu-sam-men!», brüllte er mir mitten ins Gesicht. Sein weit aufgerissener Mund war voller Schaum. Bedrohlich stürzte er auf mich zu.

Ich fürchtete um mein Leben. Herr Brunkholz schüttelte mich und schaute mich dabei böse an. Die Angst fuhr mir durch die Glieder und ich schämte mich zutiefst für meine Erkrankung, denn sein Blick verriet, dass mir diese Auszeit nicht zustand.

Gegen vier Uhr wache ich schweißgebadet auf und gebe den Versuch, wieder einzuschlafen, schon nach wenigen Minuten auf.

Mit einem heißen Tee setze ich mich in meinen Lesesessel und überlege, was ich mir noch gönnen könnte, um schneller wieder fit zu werden. In dem Buch über Selbstmitgefühl habe ich von einem Programm zur Bewältigung von Überforderungssituationen gelesen. In den USA soll es in Rehakliniken angewandt werden und gerade bei stressbedingten Rückenschmerzen Linderung verschaffen. Vielleicht sollte ich mich mal nach einem solchen MBSR-Kurs umschauen. Aber erst mal steht morgen der Termin beim Hausarzt an. *Was, wenn er mich wieder zur Arbeit schickt?* Immerhin bin ich schon knapp anderthalb Monate zu Hause und habe beim letzten Besuch darauf hingewiesen, dass ich mich meiner beruflichen Aufgabe nicht länger entziehen kann und will. Dann taucht Brunkholz in meinem Traum auf und bestärkt mein schlechtes Gewissen. *Ob das ein böses Omen ist?*

Als jemand die Treppe herunterpoltert, reißt mich das aus meinen Gedanken. Eiligen und wütenden Schrittes kommt Oskar ins Zimmer gestürzt.

«Wo bist duuu?!», brüllt er direkt vor mir stehend und dreht mir im nächsten Moment mit verschränkten Armen den Rücken zu.

Mir ist klar, wie sehr er die morgendliche Kuschelrunde für einen guten Start in den Tag braucht, aber ich habe es nach diesem Traum in meinem Bett nicht mehr ausgehalten. Ich erkläre ihm: «Oskar, ich hatte einen schrecklichen Albtraum und konnte nicht mehr einschlafen. Deshalb bin ich ins Wohnzimmer gegangen. Wir können heute hier kuscheln.»

Langsam dreht Oskar seinen Kopf und lugt über die linke Schulter.

«Komm unter meine Decke, sie ist ganz warm. Ich habe hier schon auf dich gewartet.»

Etwas widerwillig krabbelt Oskar unter die Decke und schmiegt seinen kleinen kalten Körper an meinen. Offenbar hat er wieder die halbe Nacht ohne Decke geschlafen. Die Wärme scheint ihn zu beruhigen.

«Oskar, manchmal läuft es nicht so, wie du es dir vorstellst. Dann bist du wütend, das ist okay. Aber es ist kein Grund, alle anderen mit deinem Getrampel aufzuwecken.»

Oskar reagiert nicht darauf. Er sieht mich an und ich habe das Gefühl, für diesen Moment hat er verstanden, worum es mir geht. Wir kuscheln noch eine Weile auf dem Sofa, bis Bewegung ins Haus kommt. Nach und nach erwachen auch die anderen und wir verbringen gemeinsam Zeit in der Küche. Es gibt Momente, die ich am liebsten festhalten würde. Wenn es so harmonisch ist, wünsche ich mir, sie würden einfach nicht enden.

«Ich liebe euch. Habt einen schönen Tag», verabschiede ich die Jungs und Jette, Paul umarme ich innig.

Als alle im Auto Platz genommen haben und Paul die Auffahrt langsam rückwärts herunterfährt, stehe ich vor der Tür und winke den vieren. Dafür ernte ich zahlreiche Luftküsse von meinem Mann, Benno und Oskar. Dann sind sie weg. Ich schaue ins Haus. Es ist plötzlich so still. Oft genieße ich die Ruhe, aber heute hängt sie wie ein bleierner Vorhang am Eingang. Schweren Herzens trete ich zurück in meine vier Wände. Als ich die Tür hinter mir schließe, erfasst mich ein Abwärtsstrudel sondergleichen. Die Einsamkeit überrollt mich mit voller Wucht und meine Knie werden weich. Mein Körper sinkt an Ort und Stelle zu Boden und fiese Gedanken schießen mir wie Pfeile durch den Kopf: *Was, wenn ich nutzlos bleibe? Was, wenn mein Schicksal darin besteht, Frühstück zu machen, anschließend die Küche aufzuräumen, Blumen zu gießen, zu putzen, einzukaufen?*

Meine Augen füllen sich mit Tränen. Innerhalb kurzer Zeit wurde aus diesem Hochgefühl beim Frühstück mit der Familie eine meiner schlimmsten Befürchtungen. Weinend liege ich auf dem Abtreter. Meine Knie an die Brust gezogen, mit den Armen fest umklammert, habe ich das Gefühl, nie wieder aufstehen zu können. Mein tränenschwerer Blick fällt in die Küche. *Es ist doch alles sinnlos! Ich bin so nutzlos!*

So sehr ich mich anstrenge, ich kriege diese fiesen Gedanken nicht aus meinem Kopf. Sie kreisen wie ein angestachelter Schwarm Bienen, dem ich die Waben stehlen wollte. Ich kann mich nicht beruhigen. Die Angst ist zu mächtig. *Was, wenn ich mich nie mehr einkriege? Wenn ich für immer in dieser Spirale gefangen bleibe? Ist das alles? Ist es das, was ich will? Warum habe ich mir so viel Verantwortung aufgelastet? Wie soll ich jemals aus dieser Situation herausfinden? Warum kann ich nicht einfach glücklich sein?*

Als mir der Rotz aus der Nase übers Gesicht läuft, greife ich mit meiner Hand nach einem Taschentuch in der Hosentasche meiner grauen Jogginghose. Als ich es herausziehe, halte ich außerdem einen kleinen Zettel in der Hand. Mein Mantra steht darauf. Ich richte mich auf, drücke es fest an mein Herz und umarme mich selbst.

«Diese Situation ist sehr hart für mich. Schwierigkeiten gehören zum Menschsein. Ich bin es wert, in diesem Moment friedlich mit mir umzugehen. Möge ich Selbstmitgefühl empfangen.» Ich wiederhole es einige Male und wiege mich dabei mit geschlossenen Augen vor und zurück. Die Worte dringen tief in mich und schaffen es, mich zu beruhigen. Meine Atmung verlangsamt und die Lungen entspannen sich. Das Mantra nun zwischen beiden Handflächen haltend, reibe ich mir mit den Zeigefingern die Stirn und frage mich, ob es irgendwann besser wird. Diese ständigen Ausbrüche müssen doch enden. Es ist an mir, aufzustehen und herauszufinden, wie es weitergeht.

Meinem inneren Impuls symbolisch folgend erhebe ich mich langsam und nehme drei tiefe Atemzüge. Dem Zettel in der rechten Hand schenke ich ein Lächeln und stecke ihn zurück in meine Hosentasche. Noch bevor ich ins Badezimmer gehe, setze ich mir Teewasser auf. Während ich mich anschließend fertig mache, gehen mir die Worte meiner Omi durch den Kopf. *Empfinde die schwierigen Zeiten immer als Herausforderung auf dem Weg zu dem, was du wirklich willst. Finde heraus, was es ist, und erfülle dir deine Träume.* Ich atme tief durch. *Was also, wenn diese emotionale Vollbremsung und all die Erschöpfung mir nur zeigen wollen, dass ich auf dem falschen Weg bin? Was, wenn* das *meine Herausforderung ist und ich nun endlich überlegen soll, was mich glücklich machen würde und warum ich hier bin? Was, wenn es sich bewahrheitet und all diese Gefühle durchlebt werden müssen, bevor es vorwärtsgeht?*

Den Blick auf mein Spiegelbild gerichtet, bin ich mir sicher, dass Omi recht behalten wird.

«Ich nehme die Herausforderung an», flüstere ich der Frau mir gegenüber zu und wende mich ab.

Während der Fahrt zum Hausarzt mache ich mir Gedanken darüber, was ich Dr. Berger alles erklären möchte, um eine Verlängerung der Krankschreibung zu erhalten. Obwohl er bereits bei meinem letzten Besuch angesprochen hat, dass er aufgrund der Diagnose einen längeren Krankenschein in Betracht zieht, habe ich das Gefühl, ihm dennoch einiges erklären zu wollen. Wenn man heutzutage nicht auf allen vieren gekrochen kommt, ist man doch tatsächlich nicht wirklich krank. Zu häufig habe ich Kollegen im Pausenraum über psychisch Erkrankte lästern hören. Die würden simulieren und seien zu faul, um zu arbeiten. Den Lohn solle man ihnen kürzen und zeitnah prüfen, ob sie überhaupt wieder arbeiten kommen wollen würden. Auf solchen Psychogeschichten könne man sich schön ausruhen, während alle anderen die Arbeit erledigten.

Und nicht selten habe ich mich schon dabei erwischt, wie ich über Krankenscheine schmunzeln musste, wenn vermutlich ein Burn-out im Raum stand. Mir fehlte das Vorstellungsvermögen, dass sich Menschen plötzlich nicht mehr unter Kontrolle haben und sich so kaputt spielen könnten, dass sie die einfachsten Dinge vergaßen.

Jetzt, da ich selbst an dieser Klippe stehe, kann ich sehr gut nachempfinden, was diese Menschen durchmachen. An manchen Tagen ist es, als ob ich meinen Verstand verliere. Mit dem festen Vorsatz, Honig zu holen, gehe ich beispielsweise in die Vorratskammer. Dann stehe ich vor dem Regal und alles ist weg. Ich weiß weder, was ich holen wollte, noch, was ich zuvor gemacht habe. Es ist, als wäre der Gedanke nie da gewesen. Besonders hart für meine Mitmenschen ist, dass ich Sätze nicht beende. Zu oft fange ich im Gespräch mit Jette oder Paul etwas an und lasse das Ende weg, ohne es zu merken. Jette rollt oft nur noch mit den Augen und denkt sich ihren Teil. Paul macht mich gern darauf aufmerksam, was ich nicht selten als Angriff auf meine Person empfinde. Immer schön mit dem Finger in die Wunde … Aber wie sollte es besser werden, würde er mich nicht darauf hinweisen?

In der Praxis angekommen, darf ich direkt ins Behandlungszimmer durchgehen.

«Wie geht es Ihnen?», kommt Dr. Berger fragend zur Tür hinein. Als er mir ins Gesicht blickt, wird ihm klar, die Frage ist überflüssig.

Ich schaue ihn an und sage: «Es gibt gute Tage, aber …» Schon überwältig mich wieder die Verzweiflung.

«Frau Wagner, wir haben ja beim letzten Mal ein Blutbild gemacht. Es gibt keine Hinweise auf Entzündungen. Lediglich der Vitamin-D-Wert könnte höher sein. Das ist zu dieser dunklen Jahreszeit aber nicht unüblich. Da es jedoch auch Einfluss auf das Wohlbefinden hat, rate ich Ihnen, es nahrungsergänzend aufzunehmen.»

Ich willige ein.

«Hatten Sie bereits Ihr Erstgespräch mit der Therapeutin?»

«Ja, wir werden gemeinsam an mir arbeiten.» Plötzlich verlässt mich die Kraft, um ausführlich über die letzten vier Wochen zu sprechen.

«Okay. Ich schreibe Sie weitere vier Wochen krank. Dann beurteilen wir neu. Bis dahin alles Gute für Sie.»

Offensichtlich hat Dr. Berger auch ohne ausführliche Erläuterung erkannt, dass es noch keine gute Idee wäre, wieder in die Schule zurückzukehren. Ich verlasse erleichtert das Sprechzimmer. Mit einem freundlichen Lächeln überreicht mir die Sprechstundenhilfe den neuen Krankenschein.

In einer kurzen Nachricht informiere ich Paul darüber, dass ich weitere vier Wochen zu Hause bin, und fahre zur Post – schließlich muss die Verlängerung in der Schule ankommen. Noch bin ich nicht bereit, mich den fragenden Blicken der Kollegen zu stellen und den Schein persönlich abzugeben.

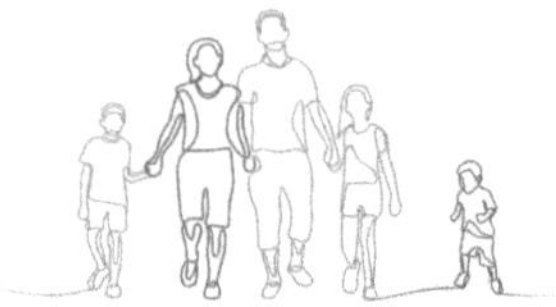

10

Es ist ein trüber Morgen. Obwohl um 6:30 Uhr noch Dunkelheit vorherrscht, lässt sich anhand des Nieselregens schon abschätzen, dass es einer dieser grauen Tage wird. Ich hasse November. Er ist so unnütz. Wenn ich mir einen Monat aussuchen dürfte, der aus dem Kalender gestrichen werden könnte, wäre es definitiv der. Da brauche ich nicht lange zu überlegen.

Wildes Geschrei dringt aus der Küche und zieht all meine Aufmerksamkeit auf sich. Wortfetzen lassen den Schluss zu, dass sich die Jungs mal wieder nicht einig werden, wer welche Müslischale benutzt. Wie ich diesen Morgen hasse. So früh schon Rumgebrüll. Und das für eine völlig sinnlose Sache, die schon tausendmal geklärt wurde. Meine Laune sinkt direkt auf null und ich muss zweimal tief durchatmen, bevor ich die Küche betrete.

Im leisen Ton versuche ich zu beschwichtigen: «Guten Morgen, Jungs! Was gibt es für ein Problem?»

Benno setzt direkt zur Verteidigung an. «Oskar hat mir einfach meine Schale weggenommen. Ich wollte gerade …»

Aber der Kleine unterbricht ihn, um seine Sicht der Dinge zu schildern. «Nein, du hast sie mir aus der Hand gerissen. Ich hatte sie zuerst. Du bist so ein scheiß Bruder!»

Die Lautstärke lässt meinen Geduldsfaden innerhalb kürzester Zeit reißen. Mit der flachen Hand schlage ich heftig auf den Holztisch, sodass die Müslischale einen kleinen Hüpfer macht. Ein lustiges Bild, wenn jetzt nur meine Hand nicht so wehtun würde.

Jette kommt zur Tür hereingestürzt. «Was ist los? Hat sich jemand verletzt?»

«Nein, alles in Ordnung», sage ich.

Die Jungs schauen mich erschrocken an und Jette schüttelt nur den Kopf.

«Ich möchte, dass ihr jetzt in Ruhe frühstückt. Jeder bekommt eine Schale. Wir haben zwei davon, falls es euch noch nicht aufgefallen ist.»

«Okay, Mama. Tut mir leid», gibt mir Benno zu verstehen und greift nach der Milch.

«Ich will die Milch aber zuerst haben!», brüllt Oskar direkt wieder los.

Augenblicklich greife ich nach seinem Oberarm und zerre ihn vom Stuhl in den Flur. «Du bist nicht allein in diesem Haus! Du musst auch nicht immer der Erste sein, nur weil du der Jüngste bist! Wann kapierst du das endlich?!», schreie ich Oskar mitten in sein kleines erschrockenes Gesicht. Wie ich mich in diesem Augenblick hasse … Völlig unkontrolliert auf mein Kind loszugehen und es derart zu verschrecken. Er tut mir schon im nächsten Moment so leid.

Sein Gesicht verfinstert sich nun noch mehr. Die Augenbrauen angespannt nach unten gezogen – ich sehe, wie viel Wut er in sich trägt.

«Du bist so eine scheiß Mutter!», brüllt er mir ins Gesicht und fängt fürchterlich an zu weinen.

Dass ich seine Hand nehmen will, bemerkt er sofort und zieht sie instinktiv zurück. Dann schlägt Oskar mit der Faust gegen die Kommode.

Im ernsten Ton drohe ich, er solle es lassen, sonst … Doch weiter komme ich nicht, denn schon stürmt Oskar ins Wohnzimmer und fängt an, die Stühle vom Esstisch umzuwerfen. Seine Hasstiraden auf mich werden immer schlimmer. Jedes einzelne hässliche Wort trifft meine Seele wie der Stich eines Messers.

Nach dem dritten Stuhl bekomme ich Oskar gegriffen und halte ihn fest. Sein Körper ist so angespannt, dass ich all meine Kraft aufbringen muss, um ihn nicht loszulassen. Ich will ihm nicht wehtun, aber ich habe Angst, dass er wieder auf mich losgeht, wenn ich ihn freigebe. In diesem Moment fürchte ich mich vor meinem Kind. Die Erinnerung an die Situation in der Küche kocht hoch und ich befürchte, er könnte mich wieder verletzen. Diese Erkenntnis brennt wie Feuer in meiner Seele, verätzt meine Venen.

Sind es solche Situationen, die Mütter oder Väter durchleben, bevor sie ihren Kindern in Kurzschlusshandlungen schlimme Dinge antun? Inzwischen weinen wir beide. Oskars Körper entspannt sich trotz der Ausweglosigkeit allmählich. Er dreht sich um und wir liegen uns in den Armen. Da kommt Paul herein. Er setzt sich neben uns und legt eine Hand auf meinen Kopf und die andere auf Oskars Rücken. «Was mache ich nur mit euch beiden?» Paul küsst meinen Kopf und geht in die Küche.

Was müssen die anderen beiden nur von ihrer Mutter halten? Mit welchen Augen sehen sie mich, wenn ich mich so wenig unter Kontrolle habe? Ich habe das Gefühl, alles falsch zu machen.

Oskar schaut mich an. «Mama, darf ich jetzt die Milch haben?» Diese Frage bringt mich zum Lachen.

«Ja, mein Schatz, gleich nachdem wir die Stühle wieder hingestellt haben. Es tut mir sehr leid, ich wollte nicht so mit dir umgehen.»

«Es tut mir auch leid», sagt Oskar und fängt erneut bitterlich an zu weinen.

Wieder breitet sich das Gefühl aus, dass es meine unbändige Wut war, die das Fass zum Überlaufen gebracht hat. Nur … wie bekomme ich sie in den Griff?

Nachdem wir die Stühle gemeinsam hingestellt haben, gehen wir in die Küche. Die anderen drei frühstücken und Oskar setzt sich wortlos mit gesenktem Kopf dazu. Ich schätze, ihm ist sein Wutausbruch ebenso peinlich wie mir meiner.

Nachdem ich die Schulbrote für die Großen vorbereitet habe, helfe ich Oskar beim Anziehen und Zähneputzen. Alles verläuft ruhig.

Als Paul im Begriff ist, mit den Kindern das Haus zu verlassen, schickt er sie schon einmal zum Auto. Er schaut mich liebevoll an. «Nimm dir heute nichts vor. Lass die Hausarbeit liegen und mach was für dich. Du kannst es gut gebrauchen, mein Schatz.»

Wieder steigen mir Tränen in die Augen. Wie sehr muss mich dieser Mann lieben, wenn er mir solche Ausbrüche gegenüber unserem Sohn verzeiht? Ich schäme mich zutiefst und wünsche ihm einen schönen Tag.

Als das Haus leer ist, fängt mein Gedankenkarussell an, sich zu drehen.

Wie sollst du nur jemals mit dieser Wut klarkommen? Woher kommt sie? Es kann doch nicht sein, dass dieser kleine Kerl dich so an deine Grenzen und manchmal deutlich darüber hinausbringt! Warum hat mich vorher niemand gewarnt, wie schwierig es wird? Wie kann ich zu der guten Mutter werden, die meine Kinder verdient haben?

Gedankenverloren finde ich mich in meinem Ankleidezimmer wieder. Auf der Kommode liegt eine kleine Karteikarte. «Diese Situation ist sehr hart für mich. Schwierigkeiten gehören zum Menschsein. Ich bin es wert, in diesem Moment friedlich mit mir umzugehen. Möge ich Selbstmitgefühl empfangen.»

Warum ist mir das Mantra nicht eingefallen, als es darauf ankam? Oder kommt es vielleicht jetzt gerade darauf an?

Ja, die Auseinandersetzung mit Oskar war hart und es gehört wohl zum Leben, hin und wieder in schwierige Situationen zu geraten. Nur passiert mir das in letzter Zeit für meinen Geschmack zu häufig.

Wo sind Freude und Leichtigkeit hin?

Ich besinne mich auf das Mantra und werde jetzt freundlich zu mir sein, indem ich mir das Buch über Selbstmitgefühl nehme und einige markierte Stellen erneut lese.

Mit einem frisch gebrühten Brennnesseltee pflanze ich mich in meinen Sessel und sehe in den tristen Garten. Mit meinem Gefühl lag ich richtig: Es wird ein grauer, verregneter Tag. Dieser Fokus lässt die Laune nicht gerade steigen und so widme ich mich nun erneut dem Buch.

Meine Gedanken beruhigen sich, als ich eine Situation der Autorin lese, in der sie mit ihrem Sohn auch an eine Grenze gestoßen ist. Offensichtlich bin ich nicht die Einzige, die es nicht perfekt hinbekommt. Dieses Gefühl des Nicht-allein-Seins beruhigt mich. Ich blättere weiter und stoße auf die Seite mit der Beschreibung des MBSR-Programms. *Stimmt, ich wollte mich nach einem Kurs umschauen.*

Schon laufe ich nach oben und hole meinen Laptop. Okay, dass es hier in der Nähe einen solchen Kurs nicht gibt, damit habe ich gerechnet. Ein Interneteintrag fällt mir direkt ins Auge. *Die Schule der Achtsamkeit.* Der Name spricht mich direkt an. Auf der Seite finde ich einen Kursplan, der mir verrät, dass der MBSR-Kurs online angeboten wird. Mein Herz hüpft vor Freude. Ohne lange zu überlegen schreibe ich dem Kursleiter eine E-Mail, in der ich kurz meine derzeitige Situation schildere und darum bitte, mir die Modalitäten für den Kurs zuzusenden.

Nachdem ich den Laptop zugeklappt habe, schaue ich erneut in den Garten. Alles ist nass und grau. Irgendwie traurig, aber gleichzeitig auch schön. Die Tage mit Sonne und blauem Himmel fühle ich bestimmt noch intensiver, wenn die grauen erst mal vorübergezogen sind. In mir regt sich die Hoffnung auf einen Neustart. An einem Tag wie heute bin ich aber in einer warmen Wanne besser aufgehoben.

Als ich oben gerade den Hahn aufdrehe, klingelt mein Handy. Mein Blick wandert direkt auf die Uhrzeit. Erst 10:30 Uhr. *Wer mag das sein? Oh, der Kindergarten.*

«Hallo, Frau Wagner, hier ist die Kita. Sie müssen Oskar abholen. Er hat nach dem Frühstück gebrochen.»

Na großartig, auch das noch …

«Ich komme sofort», sage ich zur Leiterin der Kita und ziehe mich wieder an.

Wenig später treffe ich mit meinem kranken Sohn zu Hause ein. Seine Stirn ist sehr warm. Wahrscheinlich fiebert er langsam. Völlig ausgelaugt und mitgenommen liegt sein Körper schlaff neben mir auf dem Sofa, der Kopf auf meinem Bauch. Wir schauen einen Trickfilm, und er scheint immer wieder wegzunicken.

Ob ihm unsere Auseinandersetzung heute Morgen so zugesetzt hat, dass sein Körper so reagiert? Schlechtes Gewissen breitet sich in mir aus. Ich streichle seinen Kopf und fühle in diesem Moment eine tiefe Verbundenheit. Dieser kleine Mensch braucht mich und all meine Liebe. Als ich mich vorsichtig aus seiner Umarmung löse, wird Oskar wach.

Er schaut mich mit müden Augen an. «Mama, bleib bei mir. Ich hab dich lieb!»

Mein Mutterherz macht einen Luftsprung. So schöne Worte, nach diesem vermasselten Start in den Tag.

«Ich geh nur kurz etwas trinken, dann bin ich wieder für dich da», verspreche ich ihm und kehre kurze Zeit später zurück. Oskar liegt auf dem Bauch und ist eingeschlafen. Sein Kopf fühlt sich inzwischen heiß an. Ich hole einen kalten Waschlappen, setze mich auf seiner Kopfhöhe neben die Couch und lege ihm den Lappen auf die Stirn.

Als Oskar kurz die Augen aufschlägt, nimmt er wahr, wie dicht ich an seinem Gesicht bin. «Mama, dreh dich lieber weg. Ich möchte nicht, dass du auch krank wirst.»

«Ach, mein kleiner Schatz. Du hast recht. Und trotzdem geht es jetzt erst mal nur um dich.» Oskar bekommt einen extra dicken Luftkuss und schläft wieder ein.

Wie sich in den nächsten Tagen herausstellt, war es nicht der Stress mit mir, der zu Oskars Unwohlsein geführt hat, denn dem Erbrechen folgten Bauchschmerzen und Durchfall. Womit wir es wohl mit einem Magen-Darm-Infekt zu tun haben. Na ja, wenigstens habe ich jetzt die Zeit und den Nerv, mein krankes Hühnchen wieder gesund zu pflegen.

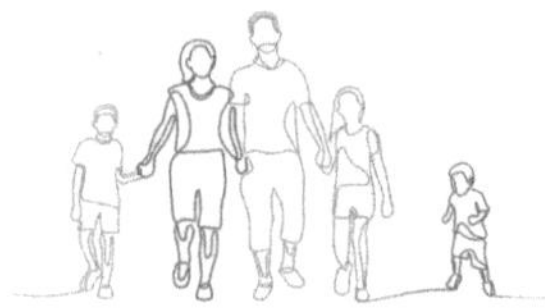

11

So schnell Oskar seine Erkrankung überstanden hat, so schnell habe ich sie dann mit voller Wucht abbekommen. Die letzten zwei Tage war ich gefühlt nur im Bad. Jeglicher Versuch der Nahrungsaufnahme scheiterte und ich bin inzwischen nur noch ein Schatten meiner selbst. Zu den ohnehin schon acht verlorenen Kilo der letzten Monate gesellen sich zwei weitere.

Oskar hingegen ist das blühende Leben und ärgert seinen Bruder schon wieder fleißig. Aber ich habe heute keine Kraft dafür. Zum Glück ist Wochenende, sodass ich mich zurückziehen kann. Mit meinem Laptop auf dem Schoß setze ich mich aufs Bett. Mein E-Mail-Postfach ist voll. Jede Menge Werbemails und Newsletter, die ich ungesehen lösche. Ich sollte mich endlich davon abmelden. Mir fällt eine Mail der Schule der Achtsamkeit ins Auge. Sie ist von Donnerstag.

Liebe Isabella,

vielen Dank für deine E-Mail. Es ist schön, dass

du dich für den MBSR-Kurs interessierst. Nach dem, was ich von dir und deiner Situation gelesen habe, bin ich mir sicher, dass du einige gute Anreize aus dem MBSR-Kurs mitnehmen kannst.
Leider musste ich aus organisatorischen Gründen eine Verschiebung der Termine vornehmen, sodass ich in diesem Jahr keinen Kurs mehr anbiete. Gern begrüße ich dich im Kurs ab 01.03. des nächsten Jahres.
Falls du so lange nicht warten möchtest, habe ich im Januar noch einen Platz im Meditations-Retreat frei. Wir werden in einem wundervollen Haus in Brandenburg meditieren. Es gibt Vollverpflegung mit vegetarischer Kost. Du bekommst hier auch einen Einblick in den MBSR-Kurs, da einige Übungen Teil des Kurses sind. Überleg es dir in Ruhe und melde dich einfach bei Interesse! Im mitgesandten Link findest du alle Informationen zu dem Wochenende und zum Seminarhaus.
Viele Grüße und einen schönen 1. Advent
Karl

Leise seufze ich vor Erleichterung, denn der Kursbeginn wäre schon in der kommenden Woche gewesen. Sicherlich hätte ich ihn belegt, aber eigentlich habe ich im Dezember genügend mit den Weihnachtsvorbereitungen zu tun. Insofern bin ich gespannt, welche Infos der Link zu dem Meditations-Retreat hergibt. Eine Auszeit von allem täte mir gut. Mich beschleicht ein schlechtes Gewissen, weil ich mich nach Abstand von meiner Familie sehne. Wenn es doch aber wieder zu aufgeladenen

Akkus führt, kommt es am Ende uns allen zugute. Mit der festen Absicht, später mit Paul darüber zu sprechen, lege ich den Laptop beiseite und schlafe über dem Gedanken ein.

Am Abend sitzen wir bei einem Glas Wein auf dem Sofa. Schon der erste Schluck steigt mir direkt in den Kopf. Vielleicht hätte ich noch warten sollen, nachdem ich zwei Tage nicht vernünftig gegessen habe. «Ich würde im Januar gern über ein verlängertes Wochenende nach Brandenburg fahren», fange ich an und hoffe auf Verständnis.

«Und was machst du da?», fragt Paul interessiert nach.

«Dort findet ein Meditations-Retreat statt.»

«Aha, und was willst du dort? Du hast doch keine Ahnung von Meditation.»

«Paul, ich brauche eine Auszeit. Ich muss mal raus», versuche ich ihm zu erklären, woher das Bedürfnis kommt.

«Du hast doch jeden Tag Auszeit und kannst dich erholen», argumentiert er.

«Das ist nicht dasselbe. Ich möchte etwas Abstand zu meinen alltäglichen Verpflichtungen, den Kindern und dir gegenüber. Ich habe das Gefühl, das Hamsterrad dreht sich weiter, obwohl ich nun schon acht Wochen zu Hause bin. Meine Nerven sind noch immer gespannt wie Drahtseile und die Therapie wird sicher helfen, aber so oft kann ich da auch nicht hinfahren.»

«Warum nicht?!», fragt Paul nun etwas forscher nach.

«Nun ja, die Anreise kostet jedes Mal etwas und die Therapeutin will ja auch bezahlt werden.»

«Habe ich nicht gleich gesagt, dass du dir besser jemanden suchst, der kassenzugelassen ist?», gibt er besserwisserisch zurück.

Der Tonfall passt mir nicht. Ein Gefühl der Enge macht sich in mir breit und ich verfalle in Rechtfertigungen. «Ja, hast du. Aber ich wollte diese besondere Therapie machen und sie hatte nun mal gleich einen Platz frei. Stell dir das nicht so einfach vor.»

Paul schaut bedächtig in sein Glas. «Bella, nichts für ungut. Ich habe einfach Angst. Die Therapie ist ja okay, wenn sie dir denn hilft. Aber dass du jetzt auf einmal allein wegwillst, überrascht mich. Wir haben noch nie eine Auszeit voneinander gebraucht.»

«Ach Schatz, ich weiß. Es ist auch nicht so, dass ihr mein Problem seid, vor dem ich weglaufen will. Aber versteh doch bitte, dass ich mal ein paar Tage am Stück nur für mich da sein möchte. Ich muss herausfinden, was mir guttut und wie ich wieder auf die Beine komme.»

«Wie meinst du das?!» An seinem Tonfall höre ich, dass Paul sich angegriffen fühlt.

«Paul, die letzten Jahre sind so rasant vergangen. Erst Jette, dann der Umzug in unser eigenes Haus. Dann Benno und die Hochzeit. Vor viereinhalb Jahren Oskars Geburt, danach mein Stellvertreterjob, der eigentlich keiner ist, und jetzt deine Selbstständigkeit. Ich habe manchmal das Gefühl, wir leben nur für den Job und die Kinder und bleiben dabei selbst völlig auf der Strecke. Ich fühle mich wie eine Maschine, die funktioniert, und nicht wie ein Mensch mit Träumen und Wünschen.»

«Du wolltest die drei Kinder und das Haus doch auch!», blafft Paul mich an, und ich bemerke an seiner aufrechten Sitzposition, wie sehr es in ihm brodelt.

«Paul, das ist doch nicht als Angriff gemeint. Natürlich wollte ich es auch, und ich will es auch jetzt noch. Nur überfordern mich all diese Verantwortungen und Aufgaben im Moment einfach. Ich habe das Gefühl, nicht mehr atmen zu können und mich neu sortieren zu müssen», versuche ich zu erklären und erhoffe mir noch immer Verständnis.

Leider zeigt Paul das in keiner Weise. «Und was soll dabei rauskommen, wenn du dich *allein* neu sortierst? Habe ich dann noch Platz in deinem neuen Leben?» Paul verschränkt die Arme vor der Brust. An der Zornesfalte auf seiner Stirn kann ich ablesen, wie sehr ihn mein Wunsch verletzt.

Dennoch kann ich ihn nicht auffangen. In diesem Moment fühle ich mich von seiner Reaktion persönlich angegriffen und werde sauer. «Es kann doch nicht zu viel verlangt sein, einfach mal ein paar Tage allein sein zu wollen! Nun stell doch nicht gleich alles infrage, denn das tue ich auch nicht.» Inzwischen beschleicht mich das Gefühl, dass dieses Gespräch in einem riesigen Streit enden wird. Ich kann eine solche Diskussion zu all den anderen Sorgen jetzt echt nicht gebrauchen.

Wie ein Fahranfänger behandelt zu werden, der sich auf der Landstraße zum ersten Mal traut, auf 100 km/h zu beschleunigen, und dann sofort vom Fahrlehrer ausgebremst wird, weil der es ihm eben doch noch nicht zutraut.

Doch Paul redet unentwegt weiter und gibt mir schnippisch zu verstehen, dass ich mich nicht angegriffen fühlen brauche. «Ich wollte nur wissen, ob wir jetzt ein grundsätzliches Problem haben oder nicht. Ich werde das mit den Kindern hier schon organisieren, damit du deinen Egotrip fahren kannst.»

Nun platzt die Bombe in mir. Mein Magen fängt augenblicklich Feuer und ich reiße die Augen vor Erstaunen über dieses Wort weit auf. Paul legt sofort beschwichtigend seine Hand auf mein Knie. Er sucht immer den Kontakt zu mir, wenn er merkt, dass er übers Ziel hinausgeschossen ist. Die Wortwahl scheint ihm leidzutun, trotzdem kann ich mit dieser Aussage nicht umgehen und stelle mein Glas so hastig auf den Beistelltisch, dass es umkippt. Wütend erhebe ich mich. Paul versucht beruhigend auf mich einzureden, aber ich halte mir die Ohren zu. Es ist, als ob sie klingeln und ich sie zu schützen versuche. Jedes weitere Wort ist zu viel. Ich renne wie auf der Flucht die Treppe nach oben, stolpere beinahe über die letzte Stufe und schließe mich im Badezimmer ein. An der Tür sinke ich zu Boden und muss weinen. Unbändige Wut lässt meinen Bauch krampfen. Meine Fäuste schlagen abwechselnd gegen die Stirn.

Wie kann er nur so fies sein?! Egotrip? Ich kümmere mich um die Kinder und den Haushalt, damit er seine Agentur aufbauen kann. Und dann das? *Ist es tatsächlich zu viel verlangt, wenn er sich mal ein Wochenende allein um die Kinder kümmert?*

In diesem Moment steht fest, dass ich es definitiv buchen werde. Es ist an der Zeit, etwas für mich zu tun und ich werde das nicht von Pauls Meinung abhängig machen. Ich höre am Knarren der Stufen, wie er langsam die Treppe hochkommt. «Bella, lass es mich dir doch erklären.»

Mein Bedarf an Diskussionen ist für heute gedeckt.

Paul fährt fort, ohne zu wissen, ob ich ihm zuhöre: «Weißt du, diese Veränderungen bereiten mir einfach große Sorgen. Ich konnte es eben nicht in die richtigen Worte packen. Es ist einfach die Angst davor, dass sich alles verändert.»

«Veränderung ist doch aber gut ...», gebe ich erschöpft zurück. «Ich bin jetzt endlich bereit, etwas zu verändern, und brauche dafür mehr Freiraum als vorher.»

«Ja, da hast du sicherlich recht. Aber nur dann, wenn ich auch noch Teil des Ganzen bin. Bei all dem, was du gerade durchmachst, habe ich große Angst, du könntest feststellen, dass ich oder wir eben nicht mehr in dein Leben passen.»

Für mich ist diese Angst völlig abwegig und nicht greifbar. «Wie kommst du nur darauf?!» Als ich die Tür aufschließe, sehe ich meinen Mann im Flur auf dem Boden sitzen.

Seine Augen sind feucht und eine Träne läuft ihm langsam aus dem Auge über die Wange. «Ich habe Angst, dich und unsere Familie zu verlieren.»

Seine Worte berühren mein Herz. Ich verstehe, dass er von Furcht getrieben war und mich nicht aus Eigennutz davon abbringen wollte. Aber der Kloß in meinem Hals lässt nicht zu, ihm das sofort zu sagen. Ich nehme den Mann, den ich über alles liebe, fest in meine Arme und wir sitzen eine gefühlte Ewigkeit wortlos auf dem Boden. Als wir uns beide beruhigt haben, gebe ich Paul liebevoll zu verstehen: «Es war nicht meine Absicht, dich zu verletzen, und für mich steht eins fest: Ohne meine Familie bin ich nicht ich. Der Freiraum, den ich jetzt brauche, macht auch mir Angst, weil ich nicht weiß, wo der Prozess, den ich damit in Gang setze, hinführt. Ich bin sehr dankbar, dass du dich mir geöffnet hast. Mir ist eines klar: Solange wir miteinander reden und den Kontakt zueinander nicht verlieren, kann uns nichts entzweien.» Ich streichle behutsam seine Wange.

Paul gibt mir zu verstehen, dass er alles zulassen würde, damit es mir besser geht. Er betont jedoch auch, dass es für ihn auch nur funktioniert, wenn wir im Austausch bleiben und ich ihn auf diese Reise mitnehme.

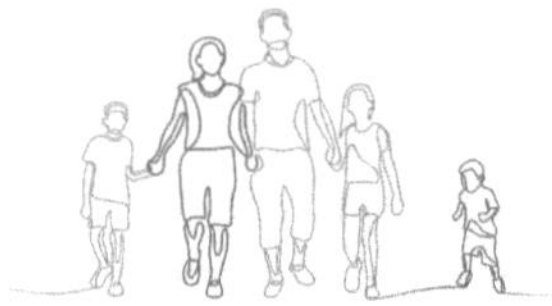

12

Zwei Wochen sind seit meinem letzten Therapietermin vergangen, und ich habe meine Magen-Darm-Erkrankung vollständig auskuriert. Heute sitze ich wieder im Zug nach Berlin. Ich habe mir eine IC-Fahrt gegönnt. Die Abfahrtzeit passte besser, sodass ich nicht noch lange vor Ort warten muss, und komfortabler ist es auch. Das Großraumabteil, in dem ich einen Platz finde, ist nicht sonderlich gefüllt. Eine Oma sitzt mit ihrem Mann direkt vor mir. Beide haben ein Buch in der Hand. Schräg vor mir sitzt ein Mann im Anzug allein an einem Platz für vier Personen und hat vor sich auf dem Tisch die Tageszeitung liegen. In Neustrelitz steigt eine Mutter mit Kinderwagen und einem Mädchen im Grundschulalter dazu. Sie setzen sich auf meine Höhe. Schon beim ersten Quietschen des Kleinen schaut sich der vielleicht Mittfünfziger um. Die große Tochter der Frau setzt sich auf einen Platz vor der Mutter und nimmt sich ein Buch.

Ah, das hat Jette auch gelesen, denke ich, als der Kleine wieder vor Freude anfängt zu quietschen. Der Mann dreht sich nun wieder zu uns um, schnauft laut und schüttelt den Kopf. Es ist nicht zu übersehen, dass er äußerst genervt ist. Die Mutter nimmt den Mann offensichtlich gar nicht wahr. Sie widmet sich vollkommen ihrem Sohn, der sich gemeinsam mit ihr ein Tierbuch anschaut. Eines der Tiere scheint besonders lustig zu sein und so quietscht er wieder erfreut los. In dem Moment schlägt der Mann seine Zeitung sichtlich wütend zu und schnappt sich seine Jacke. Dann stürzt er durch den Waggon in Richtung Ausgang. Auf Höhe der jungen Mutter bleibt er stehen und schaut abwertend auf die Kinder. «Sie wissen schon, dass Sie hier nicht allein sind, oder?!», blafft er die Frau an.

Die Tochter weicht verängstigt auf den Platz neben ihr aus. Die junge Frau dagegen scheint völlig überrumpelt. Ohne die Antwort abzuwarten, stürmt der Mann aus dem Abteil. Mit der Schulter stößt er gegen die Glastür, die sich für sein Tempo nicht schnell genug geöffnet hat. «Scheiße alles!», brüllt er und verschwindet. *Geschieht ihm recht … was macht er auch für einen Aufstand,* denke ich mir und drehe mich zu der Frau um. «Machen Sie sich nichts draus. Sie haben nichts falsch gemacht.»

Die Frau bedankt sich für die aufmunternden Worte und fügt hinzu: «Ich kann ihn ja nicht abstellen wie eine sprechende Puppe. Und so laut war er doch nicht, oder?»

Da mischt sich die Oma vor mir ein. «Nu machen Se sich ma keene Gedanken. Is allet jut. Ihre Kinder sin jut und er is einfach 'n Arsch!»

Großartige Oma, bringt es direkt auf den Punkt.

Der IC rast weiter durch die schneebedeckte Landschaft und ich genieße die Fahrt. Scheinbar ist es auch für andere Menschen nicht gerade leicht, ihre Wut in Zaum zu halten, wenn sie getriggert werden. Es fehlt einfach die Stopptaste auf der eigenen Fernbedienung. Man versucht sich immer im Griff zu haben, aber bei einem bestimmten Auslöser kocht es einfach über. *Mein armer Oskar … so oft löst du dieses Gefühl in mir aus und kannst am Ende gar nichts dafür.* Es muss in mir liegen. Ich werde es finden und dann wird alles besser.

«Nächster Halt: Berlin-Gesundbrunnen!» Ich muss raus und verabschiede mich bei der jungen Mutter. «Ich wünsche Ihnen und Ihren zauberhaften Kindern nur das Beste, und lassen Sie sich bitte nicht unterkriegen!»

Die Frau schaut mich verdutzt an. «Ihnen auch alles Gute.»

Wieder erklimme ich die zahllosen Treppenstufen, bis ich atemlos in der fünften Etage ankomme. Die Tür steht bereits offen und Frau Rieger empfängt mich freundlich. Sofort fühle ich mich wohl. Mit der sympathischen Ausstrahlung und dem dezenten, professionellen Lächeln schafft sie ein Gefühl der Vertrautheit. Ich nehme Platz und Frau Rieger setzt sich mir wieder direkt gegenüber.

«Wie geht es Ihnen? Hatten Sie eine angenehme Anreise?»

Kurz verspüre ich den Impuls, ihr von dem wütenden Mann im Zug zu erzählen, lasse es dann aber lieber, da er nicht Teil meines Problems ist und die fünfzig Minuten ohnehin immer schnell um sind. «Es geht mir heute ganz gut und die Anreise war problemlos», antworte ich daher kurz.

«Wie ich Ihnen beim letzten Termin erklärt habe, werden wir heute wieder ihre Emotionen betrachten. Dafür ist es wichtig, dass Sie den Blickkontakt zu mir halten und sich darauf einlassen, zu fühlen. Beschreiben Sie so genau wie möglich, was in Ihnen vorgeht.»

Ach Gott, das kann ich nur schlecht. Beschreiben und beobachten okay, aber in letzter Zeit fällt mir häufig auf, dass ich den Blickkontakt in vielen Gesprächen nicht halten kann. *Woran liegt das?*

«Frau Wagner, wenn Sie mich anschauen, was fühlen Sie?»

Mein Kopf springt sofort an. *Was will sie nur hören? Was könnte die korrekte Antwort sein?*

«Frau Wagner, nicht Ihr Kopf entscheidet. Was *fühlen* Sie, wenn Sie mich anschauen?» Dabei betont sie das Wort fühlen stark.

Dem ersten Impuls folgend antworte ich, ohne darüber nachzudenken: «Zuneigung.»

«Das ist okay, denn es zeigt, dass Sie sich hier wohlfühlen und mir vertrauen. Es ist sehr gut, denn damit erkennen Sie den Schutzraum, den ich Ihnen biete, an. Allerdings ist Zuneigung nicht eine der Emotionen, die wir betrachten wollen. Bitten Sie die Zuneigung, im Wartezimmer Platz zu nehmen. Wir wollen einer anderen Emotion begegnen.»

Vor meinem geistigen Auge watschelt die freundliche Zuneigung zur Tür, öffnet sie einen kleinen Spalt und setzt sich draußen auf einen der Stühle. Ich muss schmunzeln.

Als die Tür wieder geschlossen ist, kehrt meine Aufmerksamkeit zu Frau Rieger zurück.

«Schauen Sie mich an.» Ihr Gesicht wirkt auf eine besondere Weise nun nicht mehr freundlich, sondern nüchtern und ausdruckslos. «Was fühlen Sie?»

Erst jetzt, da das Lächeln verschwunden ist, bemerke ich den eindringlichen Blick. Ich habe das Gefühl, er durchbohrt meinen Kopf mit Fragen, auf die ich die richtige Antwort nicht kenne. Ein Gefühl von Bedrängung steigt in mir hoch. «In meinem Bauch kribbelt es unangenehm und ein Schauer zieht mir vom Nacken über den Rücken und die Arme. Ich bekomme Gänsehaut.» Es fällt mir schwer, dem Blick standzuhalten.

«Welches Gefühl steigt auf?»

Ich werde wütend und versuche die Wut instinktiv sofort zu unterdrücken.

Frau Rieger bemerkt es. «Lassen Sie es zu. Was würden Sie jetzt gern mit mir tun?»

Die Frage beschämt mich, da sofort der Impuls einer unschönen Antwort aufkommt.

Ihr Blick bleibt weiter fest an mir haften. «Was wollen Sie jetzt tun?»

«Ich würde Sie gern schütteln.»

«Tun Sie es!», fordert sie mich unverblümt auf. Sie bedeutet mir mit ihren Armen, die sie nach vorne ausstreckt, dass ich so tun soll, als ob ich sie schüttle. «Wie oft schütteln Sie mich?»

Etwas irritiert tue ich es ihr gleich. «Dreimal!»

«Dreimal?», wiederholt sie und schüttelt dreimal ihre Hände, als ob sich darin eine Person befinden würde. «So?»

Ich zeige, wie fest ich sie schütteln will.

«Und nun? Wie geht es weiter?»

Vor meinem inneren Auge setzt sich ein Film in Gang. «Ich möchte Sie packen und zu Boden werfen!»

«Wohin? Hier?»

«Ja, genau dort neben Ihren Sessel.»

«Wie liege ich da? Auf dem Rücken oder der Seite?», fragt sie genauer.

«Auf dem Rücken, und Sie schauen mich an», gebe ich leise zu.

«Was tun Sie?»

Auch diese Antwort beschämt mich. «Ich stürze mich auf Sie und setze mich auf Ihren Bauch. Ich schlage Ihnen ins Gesicht.»

Sie lässt nicht locker. «Wie? Mit der Faust oder der flachen Hand?»

In meinem Bauch ist so viel Wut. Sie brennt wie Feuer. «Ich schlage Sie mit der Faust. Fünf- oder sechsmal. Rechts und links im Wechsel.»

«Was sehen Sie nun?»

Mein Blick ist auf die Stelle des schönen Dielenfußbodens gerichtet, wo meine Therapeutin imaginär liegt. Der Blick ist mir unangenehm. «Sie schauen mich noch immer so durchdringend an! So fragend! Das macht mich wütend!»

«Ah, okay. Was wollen Sie tun?»

Die Augen müssen weg. Aber ich kann doch nicht … Ich nehme mir den Brieföffner. Bei dem Gedanken daran, was ich damit am liebsten tun würde, steigen Tränen auf. Ich erschrecke vor mir selbst. In meinem Hals bildet sich dieser fette Kloß. Es ist unaussprechlich, und dennoch fordert mich Frau Rieger auf, es auszusprechen. «Was wollen Sie damit tun?»

«Ich … ich möchte Ihnen die Augen ausstechen.» Meine Worte treffen mich mitten im Herz. *Solch eine Brutalität. Löst meine Wut solch eine Brutalität in mir aus?*

Doch der Horror ist noch nicht vorbei. Nüchtern und unbeeindruckt fragt Frau Rieger: «Frau Wagner, was tun Sie, nachdem Sie mir die Augen ausgestochen haben?»

Langsam wiege ich den Kopf hin und her. Das Bild ist grässlich. Ich kneife die Augen zu. «Ich kann Ihren Blick noch immer spüren und weiche erschrocken zurück.» Mein Körper sendet mir noch einen anderen Impuls. «Ich möchte diesen Blick nicht mehr spüren. Sie sollen weg sein.»

«Wie?», fragt sie nach.

«Ich werfe Sie zum Fenster raus.» Mein Blick wandert zum Erker. Ich kann spüren, wie ich das mittlere Fenster öffne und den Körper hinauswerfe.

«Frau Wagner, schauen Sie aus dem Fenster auf die Straße!», fordert Frau Rieger mich auf. «Wer liegt dort?»

Mein inneres Auge schaut auf den Gehweg vor der Haustür. Diese Frage löst Panik in mir aus. *Wie meint Sie das? Wer liegt da? Na Sie!* Mein inneres Auge schärft sich, um die Person auf den Gehwegplatten zu identifizieren. Dann erfasst ein Weinkrampf meinen Körper. Ich zittere. Instinktiv halte ich mir die Hand vor meinen aufgerissenen Mund. In diesem Moment fühle ich eine so schwere Traurigkeit, dass ich befürchte, nie wieder mit Weinen aufhören zu können. Es ist mein Mann! *Warum er? Warum diese Wut? Was kann* er *denn dafür? Ich liebe ihn doch!*

Und es hört nicht auf.

«Was wollen Sie nun tun?»

Meinem ersten Impuls folgend, antworte ich: «Ich will auch springen!»

«Warum?»

«Weil dann Ruhe ist. Was ich meinem Mann antue, hat er nicht verdient», erkläre ich.

«Wenn Sie die Szene, wie im Film zurückspulen könnten, was würden Sie tun?»

«Ich möchte ihm sagen, dass es mir leidtut. Aber oft bin ich mit seinen Fragen überfordert. Ich habe das Gefühl, alles falsch beziehungsweise ihm viele Dinge nicht recht machen zu können. Nicht mehr seinen Erwartungen zu entsprechen.»

Frau Rieger richtet eine deutliche Aufforderung an mich. «Frau Wagner, kommen Sie jetzt wieder zurück.»

Ich versuche von diesem Horrortrip runterzukommen. Mit einigen tiefen Atemzügen erreiche ich, dass sich mein rasender Puls langsam beruhigt.

«Sie sind heute einen großen Schritt weitergekommen, denn Sie haben es geschafft, sich auf Ihre Gefühle einzulassen. Was dabei passiert, ist oft schrecklich und würde in der Realität nicht geschehen. Sie dürfen es hier jedoch ungezügelt herauslassen. Wichtig ist, diese belastenden Emotionen zu entdecken, hinzuschauen, aber auch wieder etwas Abstand zu gewinnen. Wie fühlen Sie sich jetzt?»

Mein Körper wird von einer kraftraubenden Energie durchflutet. Mir ist nach Schlafen zumute. «Ich bin sehr erschöpft.» Mein Körper ist so schlaff, dass ich mir nicht vorstellen kann, gleich aufzustehen und – gemeinsam mit der im Wartezimmer sitzenden freundlichen Zuneigung – die Praxis zu verlassen. In meinem Kopf sind so viele Fragen. «Wie kann es sein, dass ich meine Wut so an Ihnen auslassen will?»

Frau Rieger verschränkt die Finger ineinander und lehnt sich nach vorn. «Frau Wagner, Ihre Seele kennt die wunden Stellen und die damit verbundenen belastenden Emotionen. Ich bin nur die erste Projektionsfläche, die es Ihnen ermöglicht, sich in diese Gefühle hineinzubegeben. Das hat nichts mit der Realität zu tun, denn wir kennen uns nicht. Diese ungezügelte Wut hat einen Auslöser, und wir legen die einzelnen Schichten frei, die sich über die Jahre gebildet haben. Dies geschieht, indem Sie ihr freien Lauf lassen.»

«Und warum war es letztlich mein Mann, auf den sich diese Wut heute offensichtlich bezog? Wir führen eine gute Beziehung und ich liebe ihn. Im Leben könnte ich so etwas nicht mit ihm machen.» Mehr und mehr ängstige ich mich davor, ihm davon zu erzählen.

«Die Erklärung ist ähnlich. Ihr Mann kann durch bestimmte Verhaltensweisen Auslöser für diese Wut sein. Außerhalb dieses Schutzraums reagieren Sie nicht so ungezügelt, wie es Ihnen hier möglich ist. Wir brauchen den freien Umgang mit der Wut in diesem Rahmen, um den ursprünglichen Auslöser zu identifizieren. Verstehen Sie?» Frau Rieger schaut mir tief in die Augen. Sie scheint sichergehen zu wollen, dass ich mit einem guten Gefühl aus der Sitzung gehe.

«Ja, das verstehe ich. Was mir Sorgen bereitet, ist die Bereitschaft, aus dem Fenster zu springen, um endlich Ruhe zu haben.» Ich schaue beschämt zu Boden. Niemand weiß, dass ich schon öfter den leichten Impuls hatte. Ich nutze die Gelegenheit, um Frau Rieger von der Situation am Bahnhof zu berichten. Sie rutscht auf ihrem Sessel nach hinten und streckt den Rücken durch. «Suizidale Gedanken nehme ich sehr ernst. Diese werden selten verraten und dass Sie dies jetzt tun, ist etwas Gutes. Wir müssen jetzt präzise sein. Ganz exakt schauen, was los ist. Was so unerträglich ist, dass Sie es nicht mehr fühlen wollen. Was erzeugt die Gefühle, und was genau passiert, wenn diese hochkommen. Natürlich macht es höllische Angst, sich mit diesen

Inhalten näher zu befassen. Daher benötigen wir vorab eine gemeinsame Vereinbarung, wie wir hier zusammenarbeiten. Denn wir brauchen den Teil, der nicht mehr weitermachen will, hier. Der Teil in Ihnen ist in Schwierigkeiten und braucht meine Unterstützung. Wenn Sie einverstanden sind, treffen wir heute hier diese Vereinbarung.» Ich nicke zustimmend.

«Unter der Voraussetzung, dass Sie selbstbestimmt Entscheidungen treffen und ich Sie im Zweifel nicht retten kann, verabreden wir, uns diese aufkeimenden Absichten in den nächsten Sitzungen genau anzuschauen und deren Ursache zu ergründen.»

Ich spüre die Erleichterung wie einen warmen Schauer langsam durch meinen Körper fließen. Jetzt, da ich ihr schon wieder eine meiner größten Sorgen mitgeteilt habe, ist mir eine weitere Last von den Schultern genommen. Mit jeder Angst und jedem schrecklichen Gedanken, den ich hier frei äußern darf, ohne Ablehnung befürchten zu müssen, scheint mein Rucksack leichter zu werden. Ich signalisiere mit einem kraftvollen «Ja, ich möchte hinschauen» meine Zustimmung, und Frau Rieger ergänzt: «Jeder Körper reagiert anders auf Überforderung. Stellen Sie sich vor, dieser Gedanke ist wie eine Art Ventil, das sich öffnet, bevor Sie überkochen, ohne dass es zu einer konkreten Handlung kommt. Das, was heute hier fiktiv mit mir und Ihrem Mann passiert ist, würden Sie in der Realität auch nicht tun. Wie fühlen Sie sich jetzt?»

«Ich bin erschöpft, aber sehr erleichtert. Ich kann meine Gedanken nun ein Stück weit begreifen und bin sehr motiviert, beim nächsten Mal wieder genauer hinzuschauen. Vielen Dank, für Ihre ausführlichen Beschreibungen.» Erleichtert lehne ich mich zurück und wir vereinbaren zwei weitere Termine für Anfang Januar.

Mit dem Gefühl, den Mount Everest bestiegen zu haben, gehe ich langsam die Treppen hinab. Es fühlt sich an, als ob sich in mir etwas bewegt, das mir Klarheit verschafft. Ich fange an, mich mit meiner Wut auseinanderzusetzen, und hege die Hoffnung, durch Verständnis ein anderes Verhältnis zu ihr aufzubauen. Der Rucksack wird leichter, wenn ich ungebremst herauslassen kann, was in mir schlummert. Doch eine Frage bleibt. *Warum diese Wut auf meinen Mann?*

Jetzt möchte ich mir etwas gönnen und so bestelle ich kurze Zeit später im *Einfach glücklich* einen großen Milchkaffee. Danach bewege ich mich langsamen Schrittes in Richtung Bahnhof Gesundbrunnen.

Wie soll ich nur dem Mann, den ich liebe, heute in die Augen schauen?

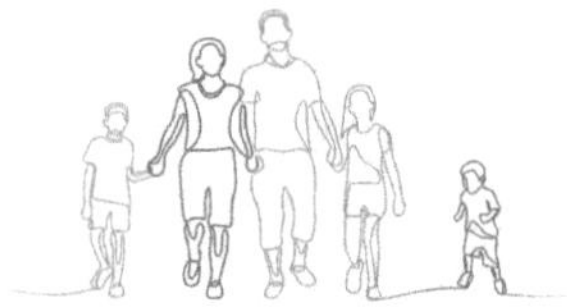

13

Es ist Freitag. Die Ruhe im Haus vor den Wochenenden ist immer himmlisch. Heute gebe ich mich wieder einem Yogavideo hin, das verspricht, besonders für den Rücken geeignet zu sein. In den letzten Tagen hatte ich wieder starke Schmerzen, die ich noch immer versuche, mit Tabletten und Wärme einzudämmen. Nun liege ich auf meiner Matte im Flur, das Tablet neben einer Kerze aufgestellt. Ihr Schein sorgt für warmes wohliges Licht. Es dämmert draußen. Die Musik im Hintergrund des Videos klingt gedämpft und beruhigend. Die ersten Übungen fallen mir leicht. Als ich meine Beine ineinander verknotet nach rechts auf dem Boden ablegen will, klingelt mein Handy. *Wer stört denn ausgerechnet jetzt?!*

Ich halte das Video an und hole mein Telefon aus dem Ankleidezimmer. Auf dem Display sehe ich eine mir bekannte Nummer und erstarre. Ein kalter Schauer läuft mir den Rücken hinab und die Knie werden weich. Für einen Augenblick habe ich das Bedürfnis, den Anruf zu ignorieren, weiß aber gleichzeitig, wie engstirnig der Anrufer ist. Das Handy würde in regelmäßigen Abständen den ganzen Tag klingeln. «Ja, bitte?»

«Hallo, Frau Wagner, hier ist Herr Brunkholz», meldet sich der Schulrat.

«Hallo», sage ich leise.

«Frau Wagner, ich möchte mich erkundigen, wie es Ihnen geht», kommt er direkt auf den Punkt.

«Nun ja, mir geht es nicht gut.» *Wenn es mir gutgehen würde, wäre ich ja wahrscheinlich auf Arbeit. Was für eine Frage!*

«Frau Wagner, geht es vielleicht etwas genauer? Ich möchte wissen, wann ich wieder mit Ihnen rechnen kann.»

Dann frag das doch! Ich werde sauer und bin gleichzeitig überfordert. Mein Magen krampft und kalter Schweiß steht mir plötzlich auf der Stirn. *Verdammt, was soll ich denn jetzt sagen?!* «Ich ... ich weiß noch nicht, wann ich zurückkomme. Es ist schwierig», antworte ich in dem Wissen, dass er damit eben so wenig anfangen kann, wie ich mit seiner doppeldeutigen Frage.

«Was soll das heißen?», fragt er ungeduldig und fährt ohne eine Reaktion abzuwarten fort: «Ich mache Ihnen einen Vorschlag. In der nächsten Woche komme ich auf einen Krankenbesuch vorbei und wir bereden alles.»

Mein rechtes Bein fängt an zu zittern. Gleich versagt mein Kreislauf. Noch nie habe ich mich so gefühlt und kann meine Reaktion überhaupt nicht einordnen. «Ist gut», antworte ich kurz und lege auf. Ich sinke zu Boden auf meine Matte. Die Arme und Beine weit von mir gestreckt, den Blick an die Decke. Tränen laufen aus meinen Augen über die Ohren auf die Matte. Mein Körper liegt reglos und still auf dem Boden. *Wie kann er mich nur so aus der Fassung bringen? Was soll ich ihm nächste Woche sagen? Ich muss mit ihm doch nicht über meine Diagnose sprechen, oder? Will ich meinen Chef in meinem Haus haben?* Mein Blick fällt unbewusst auf die Deckenlampe – zwei Glühbirnen an einem Birkenast, der von einem Tau gehalten wird. *Wie muss es sich anfühlen, wenn man sich das Tau um den Hals bindet und er davon zugeschnürt wird? Ob es wehtut? Wie schlimm muss es für die Angehörigen sein, die ihren lieben Menschen von der Decke hängend finden?* Das grausame Gedankenkarussell dreht sich immer schneller.

Ich brauche jetzt einen Rat und raffe mich auf. Am besten von jemandem, der sich mit Personalangelegenheiten auskennt. In diesem Moment erinnere ich mich an einen Lehrgang vor zwei Jahren. Damals haben wir gemeinsam mit Kollegen aus der Verwaltung einen Grundkurs besucht, um danach die Wahl des Personalrats ausrichten zu können. Dort habe ich Lisa kennengelernt. Sie war in einer Personalabteilung eingesetzt und kannte sich richtig gut mit allen möglichen Vorschriften aus. Wir haben uns auf Anhieb verstanden und nach dem Lehrgang Nummern ausgetauscht. Ich beschließe, sie sofort anzurufen, und habe Glück.

«Hallo?», höre ich die freundliche Stimme am anderen Ende sagen.

«Hallo, Lisa! Hier ist Isabella. Ich weiß nicht, ob du dich an mich erinnerst …», taste ich mich langsam vor.

«Doch, natürlich erinnere ich mich an dich. Wie geht es dir?»

In meinem Hals bildet sich wieder dieser Kloß, und ich muss schlucken.

«Nun ja, wenn ich ehrlich sein soll, nicht so gut.» Ich ringe um Fassung. «Ich bin seit einigen Wochen krankgeschrieben. Mein Arzt sagt, ich stehe kurz vorm Burn-out.»

«Oh, Isabella … Das tut mir leid. Ich kann gut nachempfinden, was du durchmachst. Ich bin auch erst seit zwei Monaten wieder im Dienst. Kurz nach unserem Lehrgang sind bei mir die Sicherungen durchgebrannt. Keine Ahnung, wie und warum. Ich habe lange gebraucht, um wieder richtig in der Spur zu laufen. Hast du dir professionelle Hilfe geholt?»

Erleichtert stelle ich fest, dass sie mein Problem teilt.

«Ja, ich habe eine fantastische Therapeutin in Berlin gefunden. Und ansonsten gönne ich mir viel Ruhe. Nur heute hat mich der Anruf meines Vorgesetzten aus der Fassung gebracht und deshalb rufe ich dich an. Ich brauche deine Hilfe.»

«Okay, dann schieß mal los. Wie kann ich dir helfen?»

«Mein Chef wollte wissen, was mit mir los ist und wann ich zurückkomme. Ich war so baff und überfordert mit der Frage, dass ich nur gestammelt habe und keine Auskunft geben konnte.»

«Das musst du auch gar nicht. Du bist krank – arbeitsunfähig –, ein Arzt hat dir das bescheinigt, oder?»

Verunsichert stimme ich ihr zu. «Ja, aber bin ich nicht verpflichtet, Auskunft über meinen Gesundheitszustand zu geben?»

«Nein, bist du nicht. Kein Vorgesetzter hat das Recht, deine Diagnose zu erfragen. Viele Kollegen geben dennoch Auskunft, weil sie sich unter Druck gesetzt fühlen und nachgeben. Aber es ist schlichtweg nicht in Ordnung. Ich könnte bei diesem Thema echt an die Decke gehen. Gerade bei psychischen Erkrankungen sollte man vorsichtig sein, da du schnell in eine Schublade gesteckt wirst, aus der du nach der Genesung nie wieder herauskommst. Meist reicht da schon der Flurfunk.» Lisa atmet hörbar ein und aus. «Mich gucken einige Kollegen hier an, als könnte ich jeden Moment durchdrehen. Niemand, der das selbst nicht durchlebt hat, kann einschätzen, wie es ist. Und ich sage dir: Es kann jeden treffen.»

«Ja, das sehe ich inzwischen auch so. Ich schäme mich heute dafür, dass ich mich zu Witzen über Kollegen, die mit einer solchen Erkrankung dienstunfähig wurden, habe hinreißen lassen. Ich habe immer geglaubt, dass sie zu faul wären und es mich nicht treffen könnte. Und nun? Ich kriege Schweißausbrüche, wenn ich nur daran denke, dass mein Chef nächste Woche hier aufschlagen will.»

«Er will bitte was?!», brüllt Lisa schockiert ins Telefon. «Er hat doch nicht ernsthaft einen Krankenbesuch angekündigt? Isabella, du musst dir das nicht gefallen lassen.»

«Nicht?», frage ich ungläubig.

«Nein, auf keinen Fall. Was willst du ihm denn damit beweisen? Dass du tatsächlich krank bist? Oder hübschst du dich stattdessen auf und reißt dich so zusammen, dass er mit dem Gefühl geht, du hättest ja gar nichts? Isabella, solche Besuche dienen einzig und allein dem Zweck, die Erkrankten unter Druck zu setzen, und sind bei fehlender Zustimmung nicht gestattet», stellt Lisa knallhart klar.

«Ah, okay. Wenn du das *so* sagst, klingt es vollkommen logisch.»

«Willst du einen Tipp?», fragt sie.

«Ja, bitte. Deshalb rufe ich dich an.»

«Setz ein Schreiben auf, in dem du mitteilst, dass du vermutlich längere Zeit arbeitsunfähig sein wirst und noch nicht weißt, wann du wieder arbeiten kannst. Außerdem bittest du, jegliche Kontaktaufnahme zu vermeiden, um schnellstmöglich wieder gesund werden zu können.»

«Und das hält sie von weiteren Nachfragen ab?»

«Das sollte es zumindest. Mach es in jedem Fall schriftlich und sende am besten dem Personalrat eine Kopie des Anschreibens. Das nötigt das Schulamt, sich an dein Begehr zu halten. Es sollte doch auch im Interesse deiner Vorgesetzten sein, dass du bald zurückkommst», argumentiert Lisa.

«Ich denke schon. Vielen Dank, du hast mir wirklich sehr geholfen.» Mein Puls beruhigt sich langsam und ich schöpfe Hoffnung, aus der Nummer mit Herrn Brunkholz heil herauszukommen.

«Sehr gern, und wenn noch etwas sein sollte, dann melde dich bitte bei mir.»

Ein sehr beruhigendes Gefühl flutet meinen Körper. Zum Glück habe ich den Kontakt zu Lisa.

Gleich nach unserem Gespräch setze ich mich an meinen Schreibtisch und klappe das Notebook auf. Mit einem tiefen Ein- und Ausatmen mache ich mich ans Werk. Ich schreibe einen freundlichen, aber bestimmten Brief an meinen Vorgesetzten, in dem ich zusichere, all meinen Pflichten als Beamtin nachzukommen, wenn es um die Krankmeldung geht. Dennoch bitte ich höflich darum, den geplanten Krankenbesuch sowie andere Kontaktaufnahmen vorerst zu unterlassen, da sie nicht meiner Genesung dienen. Ich versichere, mich zu melden, sobald absehbar ist, wann ich zurückkehre, und bitte um Verständnis. Nachdem ich das Schreiben ausgedruckt habe, ziehe ich mich warm an. Meinem Impuls nach Bewegung folgend verlasse ich wenig später das Haus. *Warum nicht mal einen längeren Spaziergang unternehmen …?*

Wenig später laufe ich mit zwei Umschlägen in der Tasche am See entlang in Richtung Post. Dabei fällt mir auf, wie schön es hier im Winter ist. Langsamen Schrittes gehe ich achtsam auf dem schmalen Weg. Hier und da fallen mir kleine Details ins Auge, die ich gern festhalten würde: Ein kleines, braunes, vertrocknetes Blatt liegt auf einem mit Moos bedeckten Baumstumpf. Es ist noch immer mit Raureif überzogen und glitzert in der Sonne, die durch die Äste der Buchen scheint. *Was für ein schönes Motiv für ein Foto.* Mit meinem Handy halte ich es fest und schicke einen kleinen Gruß an Paul. Er antwortet sogleich, dass er sich auch auf unser Wochenende freut und das Foto sehr schön findet.

Kurze Zeit später stehe ich in der Postfiliale und gebe die Briefe ab. Im zweiten Umschlag befindet sich die Kopie des Anschreibens an den Personalrat. *Sicher ist sicher.*

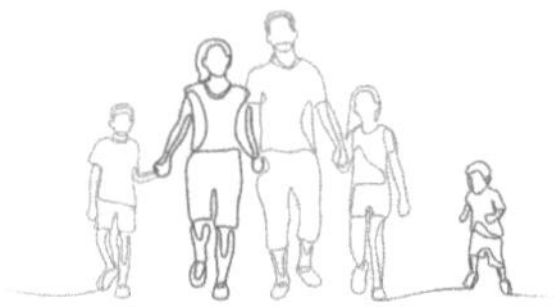

14

Barfuß schlendere ich in meinem Sommerkleid über die grüne Wiese unseres Gartens. Die Vögel zwitschern und Rosenduft breitet sich in meiner Nase aus. Ich liebe diesen Geruch. Die Hortensien stehen in voller Blüte und die Sonne wärmt meine Haut. Aus der Ferne höre ich den entfernten Ruf meines Sohnes Benno.

«Mama, schau mal! Ich kann Salto!»

Als ich mich nach links drehe, sehe ich, wie er auf dem Trampolin hüpft. Die Hände auf dem Rücken ineinander gefasst. Er lacht mich an. Seine Liebe zu mir fliegt förmlich aus den Augen direkt in mein Herz. Plötzlich verfinstert sich der Himmel und mich beschleicht ein ungutes Gefühl. Ich rufe noch «Nein, tu es nicht!», doch es ist zu spät.

Benno holt kräftig Schwung und wirft den Oberkörper in der Luft nach vorn. Sein Körper schafft die Umdrehung jedoch nicht. Er knallt mit dem Kopf senkrecht aufs Trampolin, sein Körper mit der gesamten Masse hinterher.

Stille.

Dann ein Schrei. Meiner.

Schweißgebadet im Bett sitzend wache ich auf. Tränen laufen mir übers Gesicht. Es ist dunkel. Als ich meine Hand nach Paul ausstrecke, fällt mir ein, dass er gestern Abend noch mit einem Freund auf dem Weihnachtsmarkt war und bei ihm geblieben ist. Ich fühle mich in diesem Moment so allein wie lange nicht mehr.

Jeder Versuch, in der nächsten Stunde zurück in den Schlaf zu finden, scheitert. Ruhelos drehe ich mich von links nach rechts und zurück. Sobald ich die Augen schließe, sehe ich die Szene wieder vor mir.

Benno war fünf, als das passierte. Damals dachte ich, mein Kind stirbt. Noch heute belastet mich dieses Ereignis, denn *ich* war diejenige, die den Kindern mit dem Trampolin eine Freude machen wollte. Gefühlt habe ich meinen Sohn damit fast umgebracht. Als er in die Luft sprang, war das Gefühl von «das schafft er nicht» sofort da. Aber die Zeit war nicht anzuhalten. Er sprang und schlug auf dem Trampolin auf. Dann blieb er regungslos liegen. Schreiend rannte ich sofort zu ihm. Mein Magen krampfte und mein Körper fühlte sich an, als würde glühende Lava durch meine Adern fließen. Pauls vorwurfsvoller Blick versetzte mir einen tiefen Stich ins Herz. Ja, er wollte das Trampolin nicht, und jetzt erfüllten sich auch noch seine Befürchtungen. All diese Empfindungen durchlebe ich noch heute, sobald der Film vor meinem inneren

Auge abläuft. Wie zerbrechlich Glück ist … An einem Tag sagte ich noch zu meiner Freundin: «Gesunde Kinder zu haben ist das größte Glück auf Erden!» Schon im nächsten Moment verunfallte eines davon.

«Mama, ich kann nichts fühlen», waren Bennos erste Worte danach.

Mein Herz zerbarst in tausend Stücke. Hilflosigkeit und Schuldgefühle raubten mir den Atem. Ich war wie weggetreten und kniete neben meinem Sohn. Paul war im Begriff, den Rettungsdienst zu alarmieren. Aber was dann passierte, ist noch heute unbegreiflich für mich: Wenige Augenblicke später setzte sich Benno langsam auf. Auf wundersame Weise hatte er sich nicht verletzt. Sein Körper schien nach dem Aufprall nur in eine Art Schockstarre gefallen zu sein. Als sich diese nach und nach wieder löste, stellte Benno fest, dass er sich nicht verletzt hatte. Er wollte noch am selben Tag wieder aufs Trampolin.

Heute Nacht beruhigt mich die Erkenntnis, dass ihm nichts passiert ist, jedoch nicht. Mit dem Kopfkissen unterm Arm schleiche ich mich zu meinem Sohn und lege mich neben ihn. Immer wenn er schlecht träumt, kommt er mit seinem Kissen in mein Bett gekrochen. Warum soll es nicht auch mal andersrum funktionieren?

Als ich mich neben ihn lege, spürt er sofort meine Nähe und kuschelt sich in meine Arme. Sein langsames Atmen beruhigt mich und ich schlafe wieder ein.

«Mama, Mama!»

Ich blinzle.

«War der Weihnachtsmann schon da?»

Langsam gleite ich aus dem Schlaf. Oskar kann es kaum erwarten.

«Nein, mein Schatz. Wir haben doch den Weihnachtsbaum noch gar nicht aufgestellt und geschmückt.» Der Blick auf mein Handy verrät mir, dass es erst halb sieben ist.

Benno grummelt. Es ist uns beiden noch zu früh. Wie gerädert schäle ich mich aus dem Bett.

«Mama, komm schon! Wir müssen jetzt den Weihnachtsbaum schmücken!»

Ich versuche Oskar zu beruhigen. «Ach Schatz, nun mach mal ganz langsam. Es ist noch dunkel draußen und Papa ist noch nicht zurück. Lass uns erst mal frühstücken.»

Die Aufregung über das bevorstehende Weihnachtsfest lässt ihn nicht los. «Na gut, aber *dann* schmücken wir den Baum!» Oskar hüpft vor mir auf und ab.

Ich schnappe mir den kleinen Kerl, verlasse Bennos Zimmer und lege mich mit Oskar im Wohnzimmer auf die Couch. Er jauchzt vor Glück und ich drücke ihn ganz fest. «Weißt du eigentlich, was ich für ein großes Glück habe?»

«Weil heute Weihnachten ist?», will er wissen.

«Nein, weil ich *dich* habe. Du bist etwas ganz Besonderes und ich bin so stolz auf dich, mein Schatz.»

Oskar wird ganz ruhig und schaut mir tief in die Augen. Er legt seine kleinen Hände auf meine

Wangen und drückt sie zusammen, sodass sich meine Lippen zu einem Kussmund formen. «Und du bist die liebste Mami, die es auf der Welt gibt.» Nun spitzt Oskar seine Lippen und gibt mir einen dicken Schmatzer.

Pures Glück durchströmt meinen Körper, wärmt mich und lässt mich leicht fühlen. Besser kann der Weihnachtstag nach dieser katastrophalen Nacht nicht starten.

Paul kommt am späten Vormittag zurück und stellt auf Drängen unseres Jüngsten den Weihnachtsbaum auf. Auch Jette steht an diesem Tag vor elf Uhr auf. Das Baumschmücken möchte sie sich nicht entgehen lassen und erklärt sich sofort für das Lametta zuständig. Dann beginnen wir zu schmücken. Erinnerungen an Kindheitstage steigen in mir auf, als ich das Weihnachtsalbum von Frank Schöbel abspiele.

«Wir haben einen Weihnachtsbaum, an dem ist nichts zu tadeln …», singe ich beschwingt.

«Hör auf zu singen, Mama!», ruft Oskar.

Wir müssen beide lachen.

Dann steht er da – in voller Pracht. Hübsch beleuchtet und ungleichmäßig dekoriert. Die unterste Etage gehört immer dem Jüngsten. Er wählt nur wenige Holzsterne und kleine Kugeln, damit, wie er sagt, noch genügend Geschenke drunter passen.

In der Abteilung darüber finden sich selbst gebastelte Anhänger aus den unterschiedlichsten

Materialien und ein paar goldene Kugeln. Benno mag es eben bunt.

Das obere Drittel gehört mir. Ich liebe die verschiedenen bunten Figuren. Über die Jahre haben sich etliche angesammelt, sodass ein Baum für all die hübschen Anhänger gar nicht ausreicht. In diesem Jahr haben es vor allem die pastelligen an den Baum geschafft. Vom rosa mit kleinen weißen Perlen besetzten Pump über den Froschkönig mit Tablett, das Tortenstück und die Pilze bis hin zur Glaskugel aus Norwegen.

Mit der Spitze ist in diesem Jahr Oskar dran. Komisch … wenn es darum geht, gewisse Aufgaben im Haushalt zu erledigen, merken sich die Kinder das nie. Aber wer im letzten Jahr die Baumspitze aufstecken durfte, ist noch ein Jahr später präsent.

Ich muss schmunzeln. Zum Glück erinnert sich auch Benno noch daran, dass Oskars Arme letztes Weihnachten noch viel zu kurz waren.

«O Gott, schon gleich zwölf Uhr. Ich bereite schnell das Essen vor. Helft ihr mir beim Tischdecken?», frage ich mehr rhetorisch.

Wie erwartet hält sich die Begeisterung in Grenzen. «Ach Mama, wir haben doch schon den Baum geschmückt. Wir müssen uns jetzt erst mal ausruhen.»

Aber auch ich habe den Baum geschmückt und möchte auf Hilfe nicht verzichten. «Okay, dann fällt das Mittagessen heute einfach mal aus», gebe ich Benno und Oskar zurück.

«Na gut, dann helfen wir eben», sind sie sich dann doch einig.

Nachdem ich die lecker nach Rindfleisch und Brühe duftende Bohnensuppe erwärmt habe, fällt Oskar ein, dass noch Nudeln vom Vortag übrig sind. «Mama, ich mag keine Suppe. Kann ich die Nudeln essen?»

Da mein kleiner Schatz seine Tomatensoße grundsätzlich kalt isst, sehe ich in diesem Extrawunsch kein Problem. «Ja, nimm die Soße aus dem Kühlschrank. In der Glasflasche ist noch ein Rest drin.»

«Ich mach sie schon mal auf.»

«Nein, nimm sie bitte mit an den Tisch ins Wohnzimmer. Nicht, dass du die Soße unterwegs verschüttest.»

Mit einem verständnisvollen «Na gut» kommt Oskar meiner Bitte ohne Diskussion nach.

Ist das der Weihnachtszauber?

Als endlich alles auf dem Tisch steht und die gesamte Familie sitzt, greife ich nach der Glasflasche und öffne den Bügel. Es braucht nur eine kleine Berührung und schon springt der Verschluss auf. Von jetzt auf gleich brennen meine Augen wie Feuer und ich weiß nicht, was los ist. Es fühlt sich an, als hätten sich meine Augäpfel mehrere Zentimeter in den Kopf zurückgezogen. Ich schreie und halte mir schnell die Hände vor die Augen. Dabei lasse ich die Flasche fallen. «Ich kann nichts mehr sehen! Hilfe, ich bin blind!» Tränen füllen meine Augen, aber ich kann sie nicht öffnen. Der stechende Schmerz versetzt mich in Panik. Trotz der verlorenen Orientierung laufe ich los. Starke Hände greifen nach mir. *Paul.* Er versucht mich zu führen, aber ich kann mich kaum beruhigen. Ich laufe gegen den Rahmen der Wohnzimmertür und habe erst jetzt eine ungefähre Ahnung, wo ich bin. «Paul, mach doch was. Ich erblinde. Hilfe!»

Laut und bestimmt fordert mein Mann mich auf, Ruhe zu bewahren. «Bella, bleib ruhig.»

«Es tut so weh! Hol schnell einen Arzt! Bitte!», flehe ich ihn an.

«Ich weiß, dass es schmerzt. Da waren Knoblauch und Zwiebel in der Soße.» Er kann sich ein Lachen nicht verkneifen.

Es wirkt ansteckend, und gleichzeitig muss ich weinen, weil es einfach nur wehtut und ich meine Augen schlichtweg nicht mehr öffnen kann. Es scheint, als hätte sie jemand mit Sekundenkleber verschlossen. Auf dem Weg in die Küche bleibe ich mit meiner Schulter am nächsten Türrahmen hängen. *Verdammt!* Paul führt mich zum Spülbecken und dreht den Hahn auf. «Du musst jetzt deine Augen spülen, egal wie sehr es wehtut. Die Soße muss raus!»

«Ich kann das nicht. Ich bin blind!», schreie ich und fange gleichzeitig an, das Wasser in mein linkes Auge laufen zu lassen. Paul scheint die Küche verlassen zu haben. Jedenfalls höre ich, wie die Tür sich schließt und er davor sagt. «Mama wird wieder, keine Sorge.»

Oskar weint. *O Gott. Zum Glück hat er die Flasche nicht geöffnet.* Die vergorene Soße in seinen Augen wäre eine Katastrophe gewesen. Über diesem Gedanken brütend spüle ich nun auch das rechte Auge unter dem laufenden Wasser aus. Nach und nach gelingt es mir, beide Augen vorsichtig zu öffnen. Ich spüre, wie kleine Krümel überall auf meinen Augäpfeln verteilt sind, und begebe mich ins Bad. Im Spiegel zeichnet sich das hässliche Bild meiner selbst ab. Das Gesicht aschfahl, die Bindehäute knallrot.

Hat was von Halloween, denke ich und fange an, mit einem Q-Tipp vorsichtig die Essenreste aus meinen Augen zu entfernen.

Als ich ins Wohnzimmer zurückkomme, sind alle am Wischen. An der Decke zeichnet sich ein Muster aus roten Spritzern ab. Die Couch hat zum Glück nichts abbekommen. Dafür ist der Teil, der mein Gesicht verfehlt hat, im Weihnachtsbaum gelandet. Ich muss lauthals lachen, als ich meine liebsten Figuren mit Tomatensoße verziert sehe.

Wenn uns heute jemand besuchen käme, würde sich der Gast sicher fragen, welches Massaker hier am Weihnachtstag stattgefunden hat. Wie schnell sich das Leben doch ändern kann … Gerade noch bester Laune und gesund. Zack, ein Fingerschnippen, und schon kann sich alles ändern.

Der Rest des Tages verläuft harmonisch und ohne weitere Verletzte. Wir machen unseren alljährlichen Familienspaziergang und verpassen dabei leider wieder einmal den Weihnachtsmann, der die Geschenke aber zum Glück schön unter unserem Weihnachtsbaum drapiert hat.

Noch vor Kartoffelsalat und den Würstchen werden die Geschenke ausgepackt. Die Freude in den Augen der Kinder rührt mich. Zuletzt liegt da nur noch ein kleiner Umschlag unter dem Baum. Paul reicht ihn mir und gibt mir einen Kuss auf die Stirn. «Ich hoffe, du freust dich.»

Ich öffne das Kuvert und ziehe eine Karte heraus. Auf dem schwarzen Hintergrund steht in weißer verschnörkelter Schrift *«Gutschein»*. Rechts finden sich drei Naturaufnahmen.

«Gutschein für einen Fotokurs im Einzelcoaching», lese ich laut vor. «Paul, das ist ja eine großartige Idee! Ich dachte auch schon mal daran, den Kurs bei Jana zu buchen, aber …»

«Kein Aber mehr. Das wird dir guttun.»

Ich nehme meinen Mann fest in den Arm. Diesen Moment des Glücks würde ich gern festhalten.

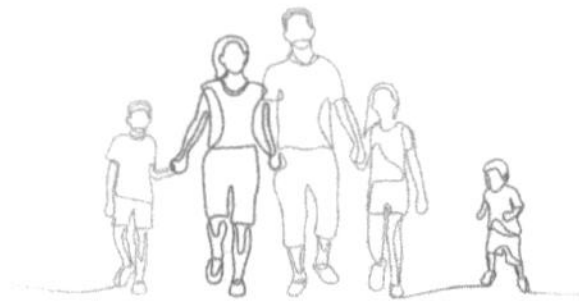

15

Das neue Jahr hält für Benno eine Mittelohrentzündung bereit. Jetzt, da er zu Hause ist und von Schmerzen geplagt wird, komme ich wieder zu nichts. Schon die letzten zwei Wochen waren von Familienzeit geprägt. Weihnachtsvorbereitung hier, Familienbesuche da. Viel Essen, viele Termine, einfach stressig. Schnell sind meine Vorsätze, auch mal Nein zu sagen und mein eigenes Wohl im Auge zu behalten, verloren gegangen. Familiäre Verpflichtungen gehören für mich zu den Dingen, bei denen ich schlecht Nein sagen kann. In die enttäuschten Gesichter der Kinder oder meiner Eltern zu blicken, fällt mir schwer.

Andererseits lernen meine Kinder dann zumindest auch von mir, dass es Aufgaben oder Menschen gibt, für die sie ihre eigenen Bedürfnisse zeitweise hintanstellen müssen. Selbst, wenn es sich in einigen Momenten nicht gut anfühlt.

In letzter Zeit fühlt sich dieses Muss aber mehr und mehr falsch an, und Paul ist der Auffassung, dass ein gut dosiertes Nein an die Kinder zur Folge hätte, dass sie mehr Aufgaben übernehmen und selbstständiger werden würden. Außerdem käme dabei vor allem eins rum: mehr Zeit für mich. Mehr Zeit zum Lesen. Mehr Zeit für Yoga. Einfach mehr Zeit, um neue Energie zu tanken, die Akkus zu laden.

In der Theorie hört sich das für mich schlüssig an – aber leider fehlt es in der Praxis an der Umsetzung, weil ich am Ende doch wieder die Flügel ausbreite und es den Kindern so angenehm wie möglich machen will. Und so bekam ich kurz vor dem Jahreswechsel die Folgen zu spüren: Ich war am Ende, hatte keine Kraft mehr für irgendwas, und Paul war sauer, da er in seinem Urlaub nichts von mir hatte.

«Du wirst es nicht mehr lernen. Wir haben das schon so oft durchgekaut. Ich bin mit meinem Latein am Ende», sagte er zum Schluss einer Diskussion an Silvester.

Die Hoffnung, nach den Weihnachtsferien wieder etwas mehr Freiraum zu haben, starb dann heute Morgen, an dem Benno mit starken Ohrenschmerzen aufwachte.

Auf dem Rückweg von der Ärztin halte ich noch kurz an der Apotheke. Als ich mich hinter einer Frau im langen gestreiften Mantel anstelle, läuft mir ein Schauer den Rücken herunter. *Das ist doch Paula! O Mann … warum ausgerechnet heute? Warum ausgerechnet sie?*

Schon im nächsten Moment dreht sie sich um.

«Hallo, Paula.»

«Hallo, Isabella. Wie geht es dir?»

«Danke der Nachfrage. Mir geht es nicht so gut», antworte ich in aller Kürze.

«Ja, haben wir schon vom Brunkholz gehört. Wann kommst du wieder?», will sie auf ihre betont schnippische Weise wissen.

«Ich kann es nicht sagen. Es müssen erst einige Dinge geordnet werden.»

«Na dann, viel Erfolg dabei. Wir erledigen derweil die Arbeit.» Mit einem abschätzigen Blick lässt sie mich stehen.

Mir ist schlecht. Mein Magen krampft und Tränen sammeln sich in meinen Augen.

«Kann ich Ihnen helfen?», fragt die Apothekerin.

«Ja, geben Sie mir bitte die eine Wunderpille, die alles wieder in Ordnung bringt. Ach, und dieses Rezept hier möchte ich für meinen Sohn einlösen.» Sie verschwindet nach nebenan und kommt kurze Zeit später zurück.

«Hier bitte. Das Antibiotikum für Ihren Sohn. Dreimal täglich im Abstand von acht Stunden mit reichlich Flüssigkeit einnehmen. Und hier Ihre Wunderpille.» Sie lächelt mich an und schiebt mir einen einzeln verpackten Traubenzucker entgegen. *«Nur mit dem Herzen sieht man gut»* steht darauf.

«Lassen Sie sich nicht von Ihrem Weg abbringen. Es ist Ihr Leben.»

Jetzt laufen mir die Tränen übers Gesicht. Ich freue mich über die positive Reaktion der Apothekerin und verabschiede mich mit einem leisen Danke.

Zu Hause angekommen, bette ich Benno direkt auf der Couch und mache ihm seinen Lieblingsfilm an. Wir einigen uns darauf, dass ich ihn für eine halbe Stunde allein lassen kann, und begebe mich in die obere Etage. Mein Rücken schmerzt und mir ist kalt. Erschöpfung steigt in mir auf und auch etwas Wut über das Zusammentreffen mit Paula. Okay, wir waren noch nie die besten Freunde, aber muss sie ihr Missfallen auf so eine unschöne Art und Weise zum Ausdruck bringen? Da wäre es mir fast schon lieber gewesen, sie hätte mich einfach ignoriert. Wobei ich mich dann wahrscheinlich auch gefragt hätte, was sie wohl über mich denkt.

Ich schiebe den Gedanken beiseite und entscheide mich für ein Bad. Die halbe Stunde Auszeit möchte ich in Ruhe verbringen. Die Wanne füllt sich mit warmem Wasser und ich entzünde eine Duftkerze.

Als mein nackter Körper langsam ins Wasser geglitten ist, steht mir der Schaum bis zum Hals. Sofort umgibt mich diese Wärme, die sich so angenehm anfühlt und mich geborgen fühlen lässt. Mit geschlossenen Augen lausche ich meiner Chillout-Playlist. Leise langsame Töne sorgen für eine entspannte Stimmung. *Es gibt einige Dinge zu ordnen. Aber wo anfangen? Und was genau will ich eigentlich ordnen?*

In diesem Moment fällt mir die Nachricht auf dem Foto meiner Omi wieder ein. *«Finde heraus, was es ist, und erfülle dir deine Träume.»* Tja, was sind denn eigentlich meine Träume? Mit Anfang zwanzig habe ich von einer Familie geträumt. Die habe ich inzwischen und doch spüre ich in mir diese Sehnsucht. *Nur … wonach? Nach der Arbeit in jedem Fall nicht. Warum nicht? Bin ich keine gute Lehrerin? Doch sicher, sonst hätte der Brunkholz mir nicht die Stelle als Stellvertreterin anvertraut. Aber bin ich das auch von ganzem Herzen?*

Meine Gedanken schweifen an die Anfänge meines Berufslebens. Warum bin ich überhaupt Lehrerin geworden? Kinder fand ich schon immer großartig und meine liebe Frau Kössler in der Grundschule war immer sehr nett. Ich glaube, wie sie mit uns als Klasse umgegangen ist, hat mich nachhaltig beeindruckt. Ach, und der Test bei der Berufsberatung kurz vorm Abi hat es bestätigt. Lehrerin wäre ein guter Beruf für mich. Ohne groß über Alternativen nachzudenken, habe ich mich an der Uni Rostock eingeschrieben, und kurze Zeit später war mein Platz sicher. Ich wollte damals in einem Bundesland studieren, in dem die Aussicht auf Verbeamtung besteht. «Finanzielle Sicherheit ist immens wichtig, mein Kind», hat mich mein Vater gelehrt. Dieses i-Tüpfelchen war in meiner Heimat Dresden nicht gegeben gewesen. Nachdem ich mein Studium abgeschlossen hatte, kam ich sogar an die Schule, die ich mir gewünscht hatte. Die Arbeit mit den Kindern machte mir Spaß. Okay, die Eltern nervten manchmal, aber die gehörten halt dazu.

Sind Spaß und Erfüllung dasselbe? Macht mich ein Job, der mir Spaß bringt, gleichzeitig glücklich? Ist es mein Traum, diesem Beruf mein Leben lang nachzugehen? Werde ich am Ende meines Lebens zurückblicken und tiefe Zufriedenheit spüren? Wo kommen nur diese Zweifel her?

«Mama!» Ich reagiere nicht sofort, woraufhin Benno schreit: «Mama! Mir ist warm!»

Ja, mir auch.

Zügig trockne ich mich ab und eile zu meinem kranken Sohn. Seine Stirn glüht. Die Kinderärztin hatte uns vorgewarnt, dass sich Fieber einstellen könnte. Zurück im Muttimodus beginne ich mit Wadenwickeln und verschiebe meine Gedanken auf später. Ein ungutes Gefühl bleibt dennoch bestehen.

Als Jette am Nachmittag mit dem Bus nach Hause kommt, bitte ich sie, kurz auf Benno aufzupassen, was sie lediglich mit einem Augenrollen kommentiert. Es macht keinen Sinn, den fiebernden Benno ins Auto zu verfrachten, nur um Oskar aus der Kita abzuholen.

«Ich beeile mich!», rufe ich den beiden noch zu, bevor ich die Haustür hinter mir schließe.

Kurz vor der Kita verspüre ich plötzlich einen stechenden Schmerz in der linken Schläfe. Ich muss rechts ranfahren, denn ich sehe auf dem linken Auge nur noch durch eine Art Prisma. Das Zukneifen der Augen und alles Reiben bringen nichts – es geht nicht weg. Egal in welche Richtung ich schaue, ich kann nur noch mit dem rechten Auge gut sehen. Für einen Moment bin ich hilflos und weiß nicht, was ich nun tun soll.

Ich habe mal gelesen, dass sich Migräne manchmal durch Sehbeeinträchtigungen ankündigt. Dieses Durch-ein-Prisma-Schauen wird als Aura bezeichnet. Doch all das Wissen nutzt mir im Moment nichts.

Gut, Bella. Beruhig dich jetzt. Atme tief ein und wieder aus. Du holst jetzt deinen Sohn und dann fahrt ihr langsam nach Hause.

Nachdem der erste Schreck überwunden ist, suche ich mir eine Parklücke und betrete die Kita. Oskar kommt sofort angelaufen und will mich drücken. Claudia kommt aus dem Gruppenraum und hat offenbar ein Anliegen, doch ich unterbreche sie gleich im Ansatz. «Hallo, Claudia. Mir geht es gerade nicht gut. Wenn es nichts allzu Wichtiges ist, würde ich gern morgen darüber sprechen.» Mit den Fingern massiere ich mir die linke Schläfe.

Claudia sieht mich an. «Kann ich dir irgendwie helfen? Willst du ein Glas Wasser?»

Das Angebot nehme ich gern an. Während Claudia Oskar schnell in seine Sachen hilft, stürze ich das Wasser hinunter. «Vielen Dank, für deine Hilfe, Claudia.»

«Kein Problem, gute Besserung», höre ich sie noch sagen, als ich mit Oskar schon fast zur Tür hinaus bin. Mit einem schlechten Gewissen, meinen Sohn solch einem Risiko auszusetzen, fahre ich ganz langsam mit ihm nach Hause. Jette wird sich gleich wohl nicht nur um Benno kümmern müssen.

Als wir zur Tür reinkommen, schaut sie mich erschrocken an. «Mama, du bist kreidebleich. Was ist los?»

«Ich weiß auch nicht. Mein Sehfeld ist beeinträchtigt. Kannst du bitte die Migränetabletten aus dem Apothekerschrank holen?»

Ohne zu zögern holt sie mir das Medikament und ein großes Glas Wasser. «Leg dich hin. Ich regle das hier mit den Jungs schon.»

Der Stolz auf mein großes Mädchen, das mir wie selbstverständlich die Verantwortung von den Schultern nimmt, damit ich mich ausruhen kann, wärmt mein Innerstes. Als ich die Treppe nach oben schleiche höre ich, wie sie Oskar mit der Aussicht auf ein Eis um den Finger wickelt, und muss schmunzeln. *Cleveres Mädchen.*

In Gedanken an den morgigen Tag drifte ich gleich darauf langsam in den Schlaf. Hoffentlich beruhigt sich mein Kopf. Ich will unbedingt nach Berlin fahren.

«Hey, mein Schatz. Was machst du mir für Sorgen?»

Langsam öffne ich die Augen. Das Prisma scheint weg zu sein. Paul sitzt an meinem Bett.

«Wie spät ist es?», will ich wissen, um mir Orientierung zu verschaffen.

«Halb vier, warum?»

«Und was machst du dann schon hier?», frage ich ungläubig.

«Jette hat mich angerufen, um mir zu sagen, dass es dir nicht gutgeht. Sie hat alles im Griff, aber trotzdem habe ich mir große Sorgen gemacht. Meine Termine konnte ich auf morgen verschieben.»

«Du bist ja süß. Danke, aber mir geht es wirklich schon wieder besser. Ich kann auch wieder normal sehen.» Langsam schäle ich mich aus dem Bett. Die Tablette hat wahre Wunder bewirkt.

Nach einer warmen Tasse Tee schaffen wir sogar noch einen kleinen Familienspaziergang. Ich freue mich, dass Benno trotz seiner Mittelohrentzündung mitkommt. «Ein wenig frische Luft kann uns nicht schaden.» Er lächelt mich an und greift nach meiner Hand, als wir das Haus verlassen.

Auch Jette schließt sich uns an. In letzter Zeit macht sie lieber ihr eigenes Ding und hat auch mit der Schule viel zu tun. In diesem Moment wird mir bewusst, wie selbstständig sie ist. Gern würde ich mal wieder einen Mädelsausflug mit ihr unternehmen. In der Vergangenheit waren wir mal gemeinsam im Kino oder sind zum Musical oder Shoppen nach Berlin gefahren. Das tat unserer Mutter-Tochter-Beziehung immer gut, weil wir Zeit hatten zum Quatschen, ohne dass einer der jüngeren Brüder stört. Eine solche gemeinsame Auszeit möchte ich uns gern bald wieder gönnen, damit wir uns nicht aus den Augen verlieren.

Nachdem wir uns über den Verlauf des Tages ausgetauscht haben, ruft Paul die Vorbereitung des Abendessens auf den Plan. «Jette, du kümmerst dich ums Tischdecken. Oskar unterstützt dich. Mama und Benno ruhen sich aus.»

«Und was machst du?», platzt es aus Jette heraus.

«Ich kümmere mich um eure Mutter und Benno», gibt Paul entschieden zurück.

Jette rollt die Augen. «Ich hab mich schon den ganzen Nachmittag um die Jungs gekümmert. Vielleicht können die sich jetzt auch mal einbringen. Ich weiß schon, wie diese Unterstützung aussieht. Oskar trägt einen Teller rüber, und der Rest bleibt an mir hängen.»

Noch bevor Paul reagieren kann, springe ich Jette zur Seite. «Ich kann ja auch …»

«Nein, das wirst du nicht!», unterbricht mich Paul im ernsten Ton. «Hör auf, gleich wieder für sie in die Bresche zu springen. Da muss sie jetzt einfach mal durch.» Paul zeigt mit dem Zeigefinger auf mich. «Du legst die Beine hoch, sobald wir zurück sind.» Dann zeigt er auf Oskar: «Und du hilfst deiner Schwester gefälligst. Verstanden?!»

«Ja, Papa», antwortet er, ohne zu zucken.

«Wers glaubt …», murmelt Jette und rollt erneut mit den Augen.

Meine Kraft reicht heute nicht aus, um weitere Diskussionen zu führen, daher halte ich mich zurück und belasse es dabei.

Auf dem Rückweg gehen wir schweigend nebeneinanderher. Kurz vorm Haus hält Paul mich am Arm zurück. «Bella, hör auf, dich ständig einzumischen. Ich sage es dir jedes Mal: Wenn ich Dinge mit Jette anfange, bringe ich sie auch zu Ende. Respektier das bitte. Wenn du dich jedes Mal einmischst, untergräbst du meine Autorität.»

Ich nicke und gehe ins Haus.

Die Vorbereitungen fürs Abendessen verlaufen ruhig. Da sich Paul nicht weiter um mich und Benno zu kümmern braucht, fasst er mit an und animiert Oskar, beim Tischdecken zu helfen. Kurze Zeit später sitzen wir da und genießen das Beisammensein in entspannter Atmosphäre.

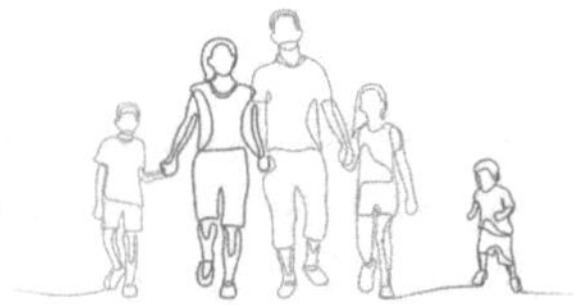

16

Endlich. Der langersehnte Termin bei Frau Rieger steht an. Die Migräne hat zum Glück einen großen Bogen um mich gemacht. Paul hat sich die Arbeit für den Rest der Woche mit nach Hause genommen und die Kundentermine verschoben, um sich um Benno zu kümmern. Die Mittelohrentzündung hat ihn ziemlich im Griff.

Meinem Berlintrip steht damit nichts mehr im Weg. Mein Zug fährt erst gegen Mittag, und ich packe die letzten Sachen zusammen. Mir fällt ein Buch ins Auge, das mir ein guter Freund zu Weihnachten geschenkt hat. Der amerikanische Bestsellerautor beschreibt seine persönlichen Erkenntnisse für ein glückliches Leben. Schon die Botschaft des Autors am Buchanfang landet bei mir direkt im Herz.

Er ist der Auffassung, dass jeder Mensch eine besondere Begabung in sich trägt und Dinge gelernt hat, die das eigene Leben verändert haben. Er vermittelt dem Leser, dass jeder Mensch etwas zu sagen hat. Weiter formuliert er in leichter Art, dass er nicht davon ausgeht, dass die Menschheit gerade auf seine Erkenntnisse sehnsüchtig gewartet hat. Vielmehr ist er der Auffassung, dass Weiterentwicklung am besten dann funktioniert, wenn sich die Gemeinschaft über Erlebnisse, Erfahrungen und Erlerntes austauscht. So würde jeder profitieren.

Ich halte kurz inne. Mein Körper wird von einer so warmen, positiven Gefühlswelle erfasst, dass ich zufrieden lächle. *Was, wenn er recht hat? Was, wenn auch ich etwas zu sagen habe?* Die Art der ehrlichen Kommunikation Streleckys zieht mich schon nach den ersten zwei Absätzen in seinen Bann. Ich kann das Buch nicht aus der Hand legen. Erst als die Schaffnerin das Ticket kontrollieren möchte, schaue ich kurz auf.

«Strelecky, wa?»

«Ja. Haben Sie es auch gelesen?»

«Nee, dit noch nich. Aber de *Big Five for Life* und det *Café am Rande der Welt.* Klasse Bücher. Sehr empfehlenswert.»

«Danke für den Tipp. Dieses hier ist einfach magisch.»

Wir schenken einander ein Lächeln und wünschen uns einen schönen Tag. Meiner könnte kaum besser werden.

Wenig später steige ich wieder die unzähligen Treppenstufen zu Frau Rieger empor. Puh, die letzten Wochen fehlender Bewegung haben ihre Spuren hinterlassen. Schnaubend treffe ich oben ein und bekomme die Gelegenheit, mich noch kurz im Wartebereich zu entspannen. *Was werde ich heute über mich erfahren? Welcher Abgrund wird sich mir heute offenbaren?*

Mit gemischten Gefühlen betrete ich kurze Zeit später das Zimmer, in dem wir das Gespräch führen. Der Raum wirkt heute noch heller. Bewusst nehme ich das Knacken der Dielen unter meinen Füßen wahr. Die Lektüre im Zug setzte lang ersehnte Glücksgefühle in mir frei. Mein Körper ist entspannt und gelöst, obwohl der Schmerz im Rücken immer unterschwellig da ist.

Doch als Frau Rieger sich mir gegenübersetzt, ändert sich die Stimmung schlagartig. Gedanken an die letzte Sitzung schießen mir in den Kopf, als ich in ihre glasklaren Augen schaue. Sofort ist er wieder da. Dieser Blick. Wieder fühle mich unter ihm klein und mein Körper wird von einer unangenehmen Welle erfasst. Ein Schauer läuft mir über den Nacken den Rücken hinab und die Härchen auf den Armen stellen sich auf. *Was ist das nur mit diesem Blick?*

Sie lächelt mich freundlich an. «Frau Wagner, wie ist es Ihnen nach unserem letzten Termin ergangen?»

«Nun ja, es gab gute und schlechte Tage. Ich habe noch lange über die Situation nachgedacht, in die ich mich hier versetzt habe. Es hat eine Weile gedauert, bis ich mich mit den Schuldgefühlen gegenüber meinem Mann arrangiert habe. Ich frage mich noch immer, warum er solche starken Emotionen in mir auslösen kann.»

«Die Antwort liegt in Ihnen. Diese schmerzhaften Schuldgefühle körperlich und bewusst zu erleben, ist essenziell und entlastend für die Seele und der Beginn des heilsamen Weges. Sie zeigen uns, dass ein ebenso starkes Gefühl der Liebe zu der nahen Person vorhanden ist, und ermöglicht, dass wir uns an der Stelle im Inneren wieder verbinden und versöhnlicher sein können. Sie könnten diese schmerzlichen Gefühle in der Tiefe nicht erfahren, wenn diese Bindung nicht vorhanden wäre. Was unbewusst durch die Wut kaputt geht, kann durch das Erleben der Schuldgefühle repariert werden. Wir werden heute wieder genau hinschauen. Gibt es sonst noch relevante Ereignisse seit dem letzten Termin?»

Wenn ich die Aussage von Frau Rieger richtig verstehe, dann bedeutet es, dass auch die erlebte Wut gegenüber Oskar und die daraus resultierenden Schuldgefühle im Grunde genommen Ausdruck meiner großen Liebe zu meinem Sohn sind. Ohne diese Schuldgefühle gäbe es dann vermutlich ein Problem. So aber zeigt sich darin nur unsere starke Verbundenheit. Gedankenversunken starre ich auf das Gemälde an der Wand.

«Frau Wagner?», höre ich sie sagen und schüttle kurz den Kopf, als müsste ich mich besinnen.

«Ja, es gibt etwas, dass ich Ihnen gern erzählen möchte. Ich fühlte mich nach einem Anruf meines Vorgesetzten stark unter Druck gesetzt. Nach dem Gespräch mit einer Bekannten habe ich einen Brief geschrieben, in dem ich darum gebeten habe, mich nicht zu kontaktieren. Seitdem habe ich auch wirklich nichts gehört. Allerdings habe ich nun mehr und mehr Angst, dass ich meine Stelle als Stellvertreterin verliere.»

«Ich höre hier immer wieder von solchen Vorgängen. Vorgesetzte versuchen mit sogenannten Krankenbesuchen Druck aufzubauen und Informationen über den Krankheitsverlauf zu erhalten. Das ist jedoch nicht gestattet. Sie müssen keine Angaben zu Ihrer Erkrankung machen. Womit Sie als Beamtin aber rechnen müssen, ist, dass Sie amtsärztlich untersucht werden.»

«Kennen Sie sich damit aus?», will ich wissen.

«Mir ist von einer ehemaligen Klientin bekannt, dass dies der übliche Verlauf ist. Wenn ein Beamter lange Zeit krankgeschrieben ist, liegt es ab einem gewissen Zeitpunkt im Ermessen des Vorgesetzten, zu entscheiden, wann die Untersuchung beim Amtsarzt angeordnet wird. Es geht darum, zu erfahren, ob und gegebenenfalls wann der oder diejenige wieder dienstfähig sein wird.» Mein Magen zieht sich zusammen. Wut steigt in mir auf.

«Frau Wagner, schauen Sie mich an. Was fühlen Sie, wenn Sie mich anschauen?»

Wieder diese alles durchdringenden Augen. Wieder diese Reaktion meines Körpers. Nervös rutsche ich auf dem Sessel hin und her. Meine Hände verschanzen sich unter meinen Oberschenkeln. Instinktiv wollen sie sich verstecken. Sie wollen gehalten werden. Wer weiß, was sie sonst wieder anstellen …

Ein Schauer erfasst meinen Nacken und eine kalte Welle rollt langsam vom Kopf hinab bis in die Füße. Der Blick hat mich fest im Griff. Mund, Wangen und Stirn sind regungslos. Wie eine Puppe sitzt sie da und starrt mich an. Ich soll liefern.

«Was fühlen Sie?»

«Ich bin aufgebracht. Sie stressen mich. Das macht mich wütend.»

«Wo spüren Sie diese Wut? Wie fühlt sie sich an?»

Mein Puls wird schneller. Meine Hände graben sich noch ein Stück tiefer unter die Oberschenkel, krallen sich in den Stoff des Sessels. «Ich fühle einen dumpfen Schmerz im Magen. Es drückt. Mein Puls ist erhöht. Ein Kloß bildet sich in meinem Hals.» Tränen steigen auf. Für einen Moment habe ich das Gefühl, in Ohnmacht zu fallen. Der Raum dreht sich. In schaue auf das Gemälde rechts an der Wand.

«Erhalten Sie die Verbindung. Schauen Sie mich an!», fordert Frau Rieger mich schonungslos auf.

Wieder blicke ich in ihre Augen. «Wut! Da ist nur Wut!»

«Was will Ihr Körper tun?», fragt sie im leisen und ruhigen Ton, fast schon herausfordernd. Das zaghafte Zucken ihres rechten Mundwinkels lässt einen Hauch von Hohn erahnen.

Nimmt Sie mich nicht ernst?! Verhöhnt Sie mich? «Ich springe schnell auf, sodass mein Sessel nach hinten umkippt. Ich stürme auf Sie los und stürze mich auf Sie. Ihr Sessel kippt mit Ihnen darin nach hinten um.» Als ob jemand den Play-Knopf gedrückt hat, läuft wieder einer dieser brutalen Filme ab.

«Wie geht es weiter?»

Mein Körper steht unter Strom. Ohne darüber nachzudenken, platze ich heraus: «Ich sitze auf Ihrem Bauch und schlage auf Sie ein.»

«Wo schlagen Sie hin?»

«Ich boxe Ihnen ins Gesicht und auf den Oberkörper.»

«Zeigen Sie mir, wie stark.»

Ich rutsche auf meinem Sessel nach vorn und schlage fest abwärts in die Luft. Mehrmals. Unzählig viele Hiebe rasten in Frau Rieger ein. Irgendwann halte ich inne und starre zu Boden. Meine Therapeutin liegt unter mir. Den Kopf zur Seite gedreht, von Rötungen im Gesicht übersät. Ich fange bitterlich an zu weinen. *Wie konnte ich nur wieder so die Fassung verlieren?!*

«Frau Wagner, Sie machen das gut. Wechseln Sie jetzt bitte nicht in den Kopf. Bleiben Sie im Gefühl. Was wollen Sie jetzt tun?»

«Sie wollen mir etwas sagen. Ihre Lippen bewegen sich, aber es kommt kein Ton heraus. Ich will es nicht hören. Ich kann es nicht ertragen. Bitte keine Vorwürfe. Es tut mir doch leid.» Gedanklich über meine blutende Therapeutin gebeugt, lege ich meine Hände um ihren schmalen Hals. «Sie versuchen weiterhin, mir etwas zu sagen. Das macht mich wütend. Ich will nichts hören. Ich will, dass Sie auf *mich* hören.»

«Wie können Sie es stoppen? Was wollen Sie tun?»

«Ich drücke meine Hände fest zusammen. Ich drücke so fest, dass Sie weg sind. Sie können nicht mehr sprechen. Ihre Augen sind weit aufgerissen, aber Sie können nichts mehr sagen.» Ein weiterer Weinkrampf erfasst mich.

«Wie geht es weiter?»

«Ich rutsche von Ihrem leblosen Körper und setze mich neben Sie.»

«Sitzen Sie dort?» Sie zeigt auf eine Stelle vor der flachen, weiß lackierten Kommode.

«Ja, mein Rücken lehnt an der Kommode. Sie fühlt sich kalt an. Ich blicke auf Sie und es tut mir so leid.»

«Was wollen Sie tun?»

«Ich ziehe Ihren Oberkörper an mich heran und halte Sie im Arm.» Mit geschlossenen Augen atme ich tief ein.

«Frau Wagner, öffnen Sie die Augen und schauen Sie den Körper an, den Sie im Arm halten. Wer ist es?»

Fast schon widerwillig öffne ich langsam die Augen und schaue hinab. Sofort sind sie von Tränen überschwemmt.

«Wer ist es?»

«Ich … ich bin es.» Der Kloß in meinem Hals verhindert jedes weitere Wort. Tränen fließen in Strömen aus meinen Augen. Ich kann mich kaum beruhigen.

«Halten Sie sich!», fordert Frau Rieger mich auf.

Ich nehme meine Arme dichter an meinen Körper und schenke mir selbst eine Umarmung. Meine kalten Hände stehen dabei im Kontrast zu der Wärme, die plötzlich durch meinen Körper fließt. Wie schön es sich anfühlt. Wie sehr es mir gefehlt hat. Ich schenke mir ein Lächeln und löse langsam den Griff. Frau Rieger reicht mir eine Packung Taschentücher, die ich mehr als dringend benötige.

«Frau Wagner, das war sehr gut. Jede Erinnerung und Begebenheit der Vergangenheit ist in unseren Zellen gespeichert. Erfahrungen machen uns zu dem, was wir sind. Heute hat sich Ihr Körper erinnert, dass ihm in der Vergangenheit vielleicht etwas gefehlt hat. Können Sie diese Empfindung mit etwas in Verbindung bringen?»

Ich schnäuze mich. «Ich habe eine Ahnung. Als Älteste von vier Kindern bin ich recht früh aus dem Fokus meiner Eltern geraten. Sie haben beide viel gearbeitet. In der Zeit, die für die Familie blieb, lag die Aufmerksamkeit meist auf den jüngeren Geschwistern. Heute kann ich das als Mutter von drei Kindern nachvollziehen. Aber damals hätte ich wahrscheinlich schon mehr Zuwendung gebraucht. Mein Körper hat auf die liebevolle Umarmung intensiv reagiert. Wie ein warmer Strom von Energie fließt das Gefühl vom Kopf herab bis in alle Glieder. Puh … vielleicht wäre es das schon gewesen. In meiner Erinnerung erhielt ich nur dann Aufmerksamkeit, wenn es Ärger gab.»

«Haben Sie das Gefühl, dass sich diese Erfahrung auf Ihr heutiges Familienleben auswirkt?»

«Jetzt, da es mir bewusst ist, irgendwie schon. Ich habe immer das Gefühl, Jette sofort in Schutz nehmen zu müssen. Vor allem, wenn mein Mann mit ihr in Diskussionen gerät, springe ich ihr schnell bei. Es passiert automatisch. Noch bevor ich mir bewusst machen kann, dass die beiden ihren ganz eigenen Umgang haben, platzt es aus mir heraus. Meist streiten mein Mann und ich dann. Vielleicht ist es meine Art, ihr zu zeigen, dass ich sie nicht aus dem Fokus verliere. Aber es ist nicht leicht. Gerade der Jüngste, Oskar, ist eine Herausforderung und drängt stets in den Vordergrund. Ich möchte nicht, dass Jette sich alleingelassen fühlt, und plane hin und wieder gemeinsame Auszeiten für uns. Ich glaube, wir haben, was das angeht, einen guten Weg gefunden.»

«Das haben Sie bestimmt. Unsere Zeit ist für heute um. Ich wünsche Ihnen einen angenehmen Tag.»

Erschöpft, aber mit einem Lächeln im Gesicht, verlasse ich die Praxis. Ich habe mir fest vorgenommen, mir meinen Berlinaufenthalt mit einem Spabesuch zu versüßen.

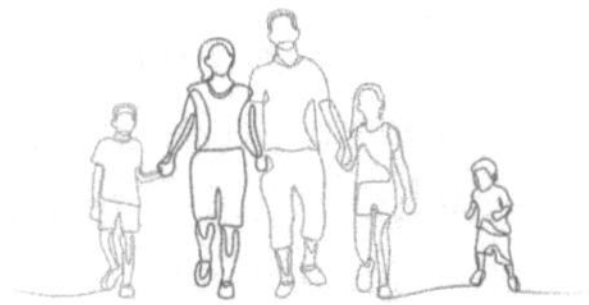

17

Langsam schreite ich den überdachten Weg vom Eingangsbereich des Spas in Richtung Haupthaus. Die großen Bambusbüsche stehen wie ein Spalier rechts und links des Weges. Als ob sie jeden, der diesen Weg wählt, willkommen heißen wollten. Wie ein Symbol von «Hier kannst du alles andere ausblenden».

Die Holzpfähle sind im oberen Drittel mit Blumenschnitzereien verziert – es scheint, als wäre ich auf dem Weg in eine andere Welt. Auf halber Strecke bleibe ich kurz stehen. Eine balinesische Steinfigur liegt linker Hand auf dem Boden. Sie schenkt mir ein Lächeln, das mir auch ein solches abringt. Sie scheint mir zuzuzwinkern. Für einen Augenblick höre ich sie sagen: *Gut, dass du dir etwas gönnst. Genieß die Zeit!*

Als ich den Eingangsbereich des Haupthauses betrete, ist es wie damals, als ich mit Paul zum ersten Mal hier war. Sofort steigt mir wieder dieser dezente Geruch von Duftstäbchen in die Nase und leise Musik ertönt. Ich schlendere weiter in Richtung Umkleidekabinen. Nachdem ich meine Sachen im Spint eingeschlossen habe, gehe ich in meinen Bademantel gewickelt und mit meinem Buch unterm Arm in Richtung Saunalandschaft. Dass nicht viele Gäste da sind, nehme ich zufrieden zur Kenntnis.

Gleich hinter dem Innenpool befindet sich die Biosauna. Perfekt für den Start, da sie nur 70 °C hat. Wieder spüre ich die Erschöpfung von der Sitzung – da möchte ich meinen Körper heute nicht mit übermäßiger Hitze quälen. In der Sauna bin ich allein. Die angenehme Wärme und das wechselnde Licht lassen mich zur Ruhe kommen. Besonders das rote hat es mir angetan. Als würde sich ein energetischer Schleier über meinen nackten Körper legen. Das blaue Licht beruhigt kurz darauf, und so macht der Wechsel die Besonderheit dieser Sauna für mich aus. Ein Wechselbad der Gefühle. Damit kenne ich mich aus.

Die Tür zur Biosauna öffnet sich und zwei Frauen suchen sich auf der Bank gegenüber einen Sitzplatz. Noch bevor sich die jüngere von beiden bequem hinsetzen kann, fängt ihre ältere Begleiterin an zu erzählen. Die Frau mit den kurzen blonden Haaren fängt völlig unverblümt an zu berichten, wie schlecht es ihr gehe, seit ihr Hund vergiftet worden sei. Ich werfe einen verständnislosen Blick hinüber, den nur die Jüngere mit den langen schwarzen, zum Dutt geknoteten Haaren bemerkt. Sie unterbricht die Blonde und gibt ihr zu verstehen, dass die Saunen Ruhebereiche sind. Die zuckt mit den Schultern und redet weiter. Der Schwarzhaarigen ist das sichtbar unangenehm. In mir steigt Wut auf. Am liebsten würde ich ihr eine Ansage machen, dass sie ihre Probleme gern draußen ausbreiten kann. Schließlich habe ich selbst genug davon und wollte hier einfach nur entspannen. Mein Anstand verbietet mir jedoch jegliche Bemerkung. Ich schnappe mir mein Handtuch und verlasse die Biosauna kopfschüttelnd.

Nach diesem Start beschließe ich, meinen restlichen Aufenthalt im Spa zu genießen. Dazu werde ich mich von der guten Küche verwöhnen lassen. Allein bei dem Gedanken an die Ricebowl vom letzten Mal läuft mir das Wasser im Mund zusammen. Diese Kreation aus Edamamebohnen, Baby Pak Choi, Gurke, Karotte, Gari-Ingwer mit Dressing auf Reis war einzigartig. Die crunchy Erdnüsse mit der lauwarmen Soße und dem angebratenen Lachs on top rundeten die Bowl ab. Schon beim Lesen der Karte kommt mir dieses Geschmackserlebnis wieder in den Sinn und ich komme nicht umher, sie wieder zu bestellen. Dazu gönne ich mir heute ein Glas kalten Riesling.

Während ich auf meine Bestellung warte, verschmelze ich mit dem gepolsterten Holzstuhl, den Blick auf den Außenpool gerichtet. Eine ältere Frau dreht auf dem Rücken langsam ihre Kreise. Sie lächelt gen Himmel. Es scheint, als lächle er zurück. Ein Sonnenstrahl schiebt sich durch die dichten Wolken und trifft sie im faltigen, gebräunten Gesicht. Die Dame genießt ihr Leben sicher in vollen Zügen – wie sonst könnte sie so zufrieden und selbstbewusst wirken? *Ob ich im Alter auch glücklich sein werde?*

Ich neige oft dazu, Dinge auf später zu verschieben und mit dem zufrieden zu sein, was ich habe. *Aber bin ich das tatsächlich, wenn es mir doch nicht gut geht und ich krank werde? Woher kommen denn die Rückenschmerzen? Davon, dass bei mir alles richtig läuft? Warum kann ich nicht schlafen und träume häufig komisches Zeug? Weil alles gut ist? Sicher nicht.*

Ich schüttle den Kopf.

Die Kellnerin kommt mit einem breiten Grinsen aus der Küche auf mich zu. «Na dann lassen Sie es sich mal gut schmecken.»

«Vielen Dank, das werde ich.»

Genau zur richtigen Zeit serviert. Genieß es, Bella.

Zufrieden und satt gehe ich nach dem Essen in einen der Ruheräume eine Etage höher. Hier stehen jede Menge Liegen und Wasserbetten. Das eine am Fenster ist frei. Ich breite meine Handtücher darauf aus und lege mich auf den Rücken. Eine kuschelige Decke wärmt meine immer kalten Füße und das Wasser unter mir wabbelt rhythmisch hin und her. *Puh, vielleicht hätte ich den Wein lieber weglassen sollen.* Sofort zieht es mir über diesem Gedanken die Augen zu.

Ohne zeitliche Orientierung wache ich wieder auf. Es ist dunkel. Mein Puls fängt an zu rasen. O Gott, wie spät ist es? Ich muss doch … Ach nein, ich muss heute mal ausnahmsweise nicht zu einer bestimmten Zeit an einem bestimmten Ort sein. Mit dem Gefühl von «alles egal» atme ich tief in den Bauch ein und lange wieder aus.

Mein Puls beruhigt sich und ein Grinsen breitet sich in meinem Gesicht aus. Diese neue Freiheit gefällt mir. Vielleicht verbirgt sich hinter diesem einfachen Gefühl die erste Antwort.

«Finde heraus, was es ist, und erfülle dir deine Träume. Nur so wirst du am Ende deines Lebens zurückblicken und tiefe Zufriedenheit spüren.»

Ich muss an die ältere Dame im Pool denken. Schon immer habe ich mir eine Familie mit Kindern gewünscht. Damit ich nicht allein sei, habe ich immer erklärt. Aber in letzter Zeit sehne ich mich hin und wieder danach, mal allein zu sein. Familie heißt aus meiner heutigen Perspektive vor allem: Verantwortung für die Kinder zu übernehmen, Entscheidungen für sie zu treffen und ihnen Vorbild zu sein. Einen Schutzraum für Fehltritte zu bieten und liebevolle Konsequenz zu praktizieren, damit sie an ihren Entscheidungen wachsen. Es heißt aber auch, die eigenen Bedürfnisse hintanzustellen, und so langsam dämmert mir, dass ich das trotz all der positiven Muttergefühle nicht mehr möchte. Ich will ein Stück meiner Freiheit zurückgewinnen. *Einfach mehr Raum für mich schaffen.*

In diesem Moment erkenne ich meine Chance, herauszufinden, was eigentlich meine Träume sind. Solange ich weiter von morgens bis abends beschäftigt bin, werde ich weder Zeit noch Energie haben, meine Träume zu finden.

Mit diesem positiven Gefühl einer entscheidenden Erkenntnis traue ich mich in die heiße Gartensauna. Die 95 °C treiben mir schon nach fünf Minuten den Schweiß auf den nackten Körper. Um eine Fluchtmöglichkeit zu haben, wenn es mir doch zu heiß wird, setze ich mich direkt an die Tür. Dennoch genieße ich diese Hitze. Mit jedem Schweißtropfen, der von mir auf das Handtuch abfällt, habe ich das Gefühl, Ballast abzugeben. Mit tiefen Atemzügen befreie ich mich von den unguten Gedanken an das Wie. Plötzlich kommt mir ein Telefonat mit Karl wieder in den Sinn. Ich hatte noch einige Fragen zum Meditationswochenende und wir kamen ins Gespräch. Zum Ende fragte er seinerseits, ob ich denn verbindlich buchen wolle. Zu diesem Zeitpunkt hatte ich das Gespräch mit Paul noch nicht gesucht und sagte Karl, dass meine Buchung davon abhängt, wie mein Mann darüber denkt.

Er zeigte Verständnis und lobte meine Einstellung, nicht ohne Absprache im Alleingang zu buchen. Er gab mir ein gutes Bild mit auf den Weg. «Stell dir vor, Isabella, du und deine Familie, ihr steht auf einer Plattform. Sie wird lediglich von einem spitzen Pfahl gehalten und befindet sich im Gleichgewicht, weil jeder seinen Platz gefunden hat. Doch sie ist wegen der Spitze des Pfahls auch sehr fragil. Sobald sich auf der Plattform eine Person bewegt, müssen die anderen ihre Position auch verändern. Tun sie das nicht, wird sie aus dem Gleichgewicht kommen und wackeln oder vielleicht sogar kippen. Insofern ist es gut und richtig, dass du dich mit deiner Familie abstimmst.»

Als die Tür zur Sauna geöffnet wird, reißt der Gedanke an das Gespräch ab. Vor mir steht ein junger Mann mit einem typisch balinesischen Tuch um die Hüfte. In der rechten Hand hält er eine Etagere, die mit kleinen Schälchen gefüllt ist. Er lächelt mich freundlich an und richtet sein Wort an die anwesenden Saunabesucher. «Herzlich willkommen. Mein Name ist Erik, und ich habe heute zwei besondere Peelings für Sie vorbereitet. Zum einen reiche ich Ihnen ein mildes Gemisch mit Kokos und zum anderen ein belebendes mit Eukalyptus.» Sogleich fängt er an, die Schälchen auf Wunsch zu verteilen.

Da ich den intensiven Geruch von Eukalyptus auf der Haut nicht mag, entscheide ich mich für Kokos.

«Das Peeling ist zur Anwendung auf der Haut gedacht, wenn sie bereits schwitzt. Alternativ können Sie es auch unter der Dusche nach Ihrem Saunagang verwenden. Nun wünsche ich Ihnen ein angenehmes Hautgefühl und weiterhin viel Erholung in unserem Spa.»

Sofort fange ich an, mich mit dem duftenden Salz einzureiben. Langsam ziehen meine Hände kleine Kreise über den Oberkörper und die Arme, weiter entlang der Oberschenkel über die Unterschenkel bis zu den Füßen. Das Prickeln auf der

Haut ist angenehm. Gleichzeitig bemerke ich, wie meine Haut auf das Peeling reagiert und noch mehr Schweiß über die geöffneten Poren absondert. Ich schließe die Augen. Mit jeder Schweißperle lasse ich gefühlt mehr von dem Müll los, der mich so sehr belastet. Das tut so gut.

Die ersten gepökelten Körper verlassen die Sauna in Richtung Dusche und auch für mich wird es Zeit. Ich schnappe mir mein Handtuch und stelle mich unter eine lauwarme Dusche. Die letzten noch verbliebenen Peelingkörner werden abgespült. Beim Abduschen der Haut bemerke ich eine Zartheit, wie schon lange nicht mehr. Ich höre ein Stöhnen und schaue mich um. Ein gut aussehender Mann steigt gerade aus dem Kältebecken. Es ist nur ein kleines, vielleicht ein mal ein Meter. Der wohlgeformte Körper des Mannes ist übersät mit Gänsehaut, aber er grinst bis über beide Ohren. «Probier mal!», sagt er auffordernd in meine Richtung. «Es ist belebend!»

Meinen aufgeheizten Körper in Eiswasser tauchen? Zweifel machen sich breit. Vielleicht beim nächsten Saunagang. *Obwohl … warte mal, Bella! Solltest du nicht langsam mal aufhören, ständig Dinge auf später zu verschieben?* Allez hopp! Schwing dein Popöchen schleunigst ins Wasser.

Ich hänge mein Handtuch an den Ständer direkt neben dem Abkühlbecken, drehe mich um und klettere die Badeleiter hinab. Schon als der erste Fuß mit dem Wasser in Kontakt kommt, bezweifle ich, dass es eine gute Idee war, heute damit aufzuhören, die Dinge zu verschieben. *Verdammt, ist das kalt! Aber der Typ glotzt mich an. Jetzt will er es wohl wissen. Und ich auch.* Ohne weiter zu überlegen, setze ich einen Fuß nach dem anderen nach unten. Als mein Oberkörper in das kalte Nass eintaucht, bleibt mir kurz die Luft weg. Ein leichter Druck setzt sich auf meine Lunge. Auch ich kann mir ein Stöhnen nicht verkneifen. Kleine Nadeln piken meinen gesamten Körper. Es fühlt sich an, als ob mich jede einzelne daran erinnern soll, dass ich am Leben bin. Ich forme mit meinen Händen eine Schale und schütte mir das Wasser aus vollen Händen über den Kopf. Wie ein Schleier aus Energie läuft es über den Hinterkopf. Mein Körper ist über und über mit Gänsehaut bedeckt, als ich wenige Augenblicke später die Leiter nach oben steige.

Nach Peeling und Kälte ist meine Haut gespannt und gleichzeitig zart. Grinsend wickle ich mich in meinen Bademantel.

«Und, habe ich dir zu viel versprochen?», höre ich die tiefe Stimme von eben hinter mir.

Ich drehe mich um. Der gut aussehende Typ steht mir nun gegenüber. Neben ihm seine Freundin. Sie lächelt mich freundlich an. Ich grinse. «Nein, die Abkühlung war äußerst belebend. Danke für den Tipp.» Dann gehen die beiden Hand in Hand in Richtung Restaurant.

Was für ein gutes Gefühl. Ich schlendere noch eine kleine Runde durch den hübsch angelegten Garten und gehe dann zurück ins Haus. Nachdem mir der nette Kellner an der Bar ein Glas Riesling eingeschenkt hat, ziehe ich mich mit meinem Buch ins Kaminzimmer zurück. Das Licht ist zu schummrig, um lesen zu können, aber ich liebe die angenehme Wärme, die der Kamin abgibt. Einfach genießen, ohne irgendetwas zu müssen. Was für eine herrliche Erfahrung.

Am Ende des Tages falle ich erholt, aber auch erschöpft in mein Hotelbett. Ich schreibe Paul noch eine Nachricht, dass es mir gut gehe und ich mich auf meine Rückkehr morgen freuen würde. Beim Blick auf die Uhr stelle ich jedoch fest, dass ich heute wohl nicht mehr mit einer Antwort rechnen muss. Es ist bereits 23:15 Uhr. Der Gedanke an den kleinen Luxus, die Zeit nicht im Blick haben zu müssen, lässt mich langsam in den Schlaf gleiten.

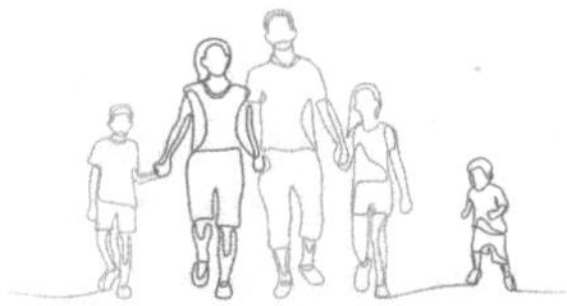

18

Meine Hände und Füße sind an den Stuhl gefesselt, auf dem ich sitze. Ich versuche zu erahnen, wo ich bin, aber es ist zu dunkel. Stimmengewirr um mich lässt erahnen, dass ich nicht allein bin. Schweiß steht mir auf der Stirn. Panik steigt auf. Mein Magen brennt. Plötzlich grelles Licht. Instinktiv kneife ich die Augen zusammen. Kleine Lichtpunkte tanzen auf den geschlossenen Lidern. Als sie sich beruhigen, blinzle ich. Die Umrisse von Personen kann ich erkennen, nur wer sie sind, ist nicht einmal zu erahnen. Zu grell leuchtet das Licht der Lampe auf dem Tisch vor mir in meine Augen. Ich versuche den Kopf zur Seite zu drehen, doch es funktioniert nicht.

«Sieh hin!», fordert mich eine Stimme direkt neben meinem Ohr auf. «Mach die Augen auf!»

Langsam öffne ich sie und sehe Paul vor mir. Er sitzt mir am Tisch gegenüber. Vergeblich versuche ich ihm etwas zu sagen, denn aus meinem Mund kommt kein Ton. Er sagt auch nichts. Er sitzt einfach da und schüttelt langsam den Kopf. Dann senkt er seinen Blick und steht auf.

Jedes flehende Wort bleibt mir im Hals stecken, als ich ihn bitten möchte zu bleiben. Eine weitere Person tritt aus dem Dunkel und setzt sich an den Tisch. Es ist meine Kollegin Paula. Sie starrt mich an und rollt mit den Augen, sagt aber nichts. Jeglicher Versuch, mit ihr zu sprechen, scheitert ebenso kläglich. Paula steht auf und geht.

Nachdem sich meine Augen den Lichtverhältnissen angepasst haben, erkenne ich eine Reihe von Menschen, die aufgefädelt wie Perlen an einer Kette hinter dem Stuhl stehen.

Jette sitzt nun direkt vor mir und schaut mich fragend an. Als Nächstes setzt sich der Brunkholz und blickt mir verächtlich in die Augen. Auch meine Eltern kommen an den Tisch. Meine Mutter setzt sich. Mein Vater steht hinter ihr und legt schützend seine Hand auf ihre Schulter. Meine Mutter weint und beide schütteln den Kopf.

Die Gefühle, die mir all diese Menschen entgegenbringen, nagen an mir. Meine Beine kribbeln. Als mein Blick in meinen Schoß fällt, bemerke ich eine Ratte, die anfängt, an meinen Klamotten zu knabbern.

Schreiend wache ich auf, setze mich und schlage aufgeregt die Bettdecke zur Seite. Als ich realisiere, dass alles nur ein Traum war, lasse ich mich wieder in die Kissen fallen. Mein Oberteil ist durchgeschwitzt und die Hände zittern. Im Zimmer riecht es nach kaltem Schweiß.

Was war das denn bitte für ein schräger Traum? Es ist 7:20 Uhr. Ich brauche dringend eine Dusche.

Nachdem ich mich einigermaßen sortiert und zurechtgemacht habe, genieße ich ein leckeres Frühstück im Hotel. Es gibt Rührei und Knäckebrot. Die kleinen verschiedenen Marmeladenschälchen laden mich auf einen süßen Nachschlag, getoppt von einem knusprigen Croissant, ein. Der Latte macchiato trägt eine schöne feste Milchschaumkrone. Besser kann der Tag nach dieser Nacht nicht beginnen.

Der Blick auf die Uhr verrät mir, dass es an der Zeit ist, aufzubrechen, und so packe ich wenig später meine Sachen im Zimmer zusammen und mache einen Spaziergang zur Praxis von Frau Rieger. Dort angekommen beginnt sofort die Sitzung.

«Guten Morgen, Frau Wagner. Wie geht es Ihnen heute?»

Ich bin mir nicht sicher. «Tja, eigentlich bin ich von gestern recht erholt. Die Auszeit im Spa hat gutgetan. Allerdings habe ich nicht gut geschlafen. Mein Traum war ziemlich … verunsichernd.» Ich überlege kurz. «Nein, eher beängstigend.»

Frau Rieger fragt direkt nach. «Wollen Sie mir davon erzählen?»

Ich berichte von der Situation an dem Tisch, in der ich ausgeliefert war, da ich mich nicht bewegen und damit auch nicht flüchten konnte. Weiter fasse ich zusammen, dass ich mich auch nicht erklären oder bemerkbar machen konnte. Als ob mich keiner der anwesenden Personen zu Wort kommen lassen wolle.

«Wie haben Sie sich gefühlt?»

«Ich war wie ausgegrenzt und wertlos. Dass ich mich nicht verteidigen konnte, hat mir Angst gemacht. Mein Körper stand wie unter Strom. Es fühlte sich an, als ob das Urteil bereits gesprochen wäre. Ich war hilflos.»

«Wer spielte in diesem Traum eine Rolle?»

«Mein Mann und meine große Tochter setzten sich direkt zu Beginn an den Tisch. Dann folgten noch mein Vorgesetzter und eine Kollegin, die ich kürzlich in der Apotheke getroffen habe, und meine Eltern. Es standen aber noch mehr Leute hinter dem Stuhl. Das war äußerst beängstigend für mich.»

«Was taten die Menschen, die Sie erkannten?»

«Ich hatte das Gefühl, dass jeder Einzelne auf seine Weise seine Ablehnung und Enttäuschung zum Ausdruck brachte. Einige schüttelten den Kopf oder konnten mich kaum anschauen. Andere rollten die Augen. Ich war dem Ganzen komplett ausgeliefert. Jeder einzelne Blick, jede Geste nagte an mir. Wortwörtlich.»

«Wie meinen Sie das?»

«Mein Blick fiel in meinen Schoß, als ich ein Kribbeln auf meinen Beinen spürte. Und da saß eine Ratte. Mit jeder Person, die sich an den Tisch setzte, nagte sie mehr und mehr an mir. Mir läuft es kalt den Rücken hinunter, wenn ich daran denke. Es war auch der Moment, in dem ich endlich aufwachte.»

«Was macht es mit Ihnen, wenn Menschen Sie anschauen?»

«Ich überlege mir häufig, was sie denken. Insbesondere über mich. Oft fangen die Gedanken langsam an zu kreisen. Sie drehen sich aber immer schneller, je länger ich über eine Person nachdenke.»

«Was glauben Sie, denken Ihre Kollegen oder Ihr Vorgesetzter über Sie?»

Ich atme tief und überlege, was ich sage, obwohl ich die Antwort kenne. «Ich glaube, sie denken, dass ich simuliere und zu faul zum Arbeiten bin.»

«Warum sollten sie das tun? Zu Beginn unserer Zusammenarbeit erzählten Sie noch, wie sehr Sie sich abgemüht haben und dass Sie sich dadurch eine gute Position erarbeitet haben.»

«Tja, ich weiß nicht. Es ist einfach so in meinem Kopf. Bei einem gebrochenen Bein oder Herzinfarkt sieht jeder, dass derjenige wirklich krank ist. Bei mir eben nicht. Wenn ich spazieren gehe, dann tue ich das nur am See, damit ich nicht Gefahr laufe, gesehen zu werden.»

«Was glauben Sie, denkt Ihre Familie?» Jetzt legt sie den Finger in die Wunde.

Meine Augen füllen sich sofort mit Tränen. Unaufhaltsam laufen sie mir über die Wangen und ich zucke lediglich mit den Schultern. Der Kloß in meinem Hals hindert mich daran, die Antwort auszusprechen, die ich schon kenne.

«Sprechen Sie es aus, Frau Wagner.»

«Ich … ich …» Es will mir nicht über die Lippen kommen. «Ich denke, dass sie enttäuscht sind.

Ich denke, dass meine Kinder eine starke Mutter verdient haben, und die kann ich im Moment nicht sein. Ich denke, dass mein Mann eine starke Frau an seiner Seite verdient hat, die ihm den Rücken freihält. Aber auch das kann ich im Moment nicht sein. Ich denke, meine Eltern waren stolz darauf, was ihre Tochter beruflich erreicht hatte, aber auch dieses Kartenhaus fällt gerade in sich zusammen. Ich habe das Gefühl, keiner meiner Rollen mehr gerecht zu werden.»

«Wer von den betreffenden Personen hat sich Ihnen gegenüber je so geäußert?»

Die Frage trifft mich unerwartet und ich muss schlucken. «Niemand», gebe ich kleinlaut zu.

«Frau Wagner, schauen Sie mich an.»

Ich versuche den in den letzten Minuten abgewendeten Blick wieder auf meine Therapeutin zu richten. Der glasklare Blick aus diesen blauen Augen trifft mich im Herzen, und eine neue Welle der Traurigkeit erfasst mich. Ich fühle die mir bevorstehende Frage und bekomme Angst. Mein Körper wechselt zwischen heiß und kalt. Meine Hände formen fest ineinander verhakt eine Faust.

«Was glauben Sie, denke *ich* über Sie?»

Wie ein Schlag in die Magengrube rastet die erwartete Frage ein. Der Schmerz zieht von der Körpermitte in alle Gliedmaßen. Mein Kopf kennt die Antwort – mein Hals möchte sie jedoch nicht rauslassen, und so rutsche ich nervös hin und her. Es ist mir nicht möglich, den Blickkontakt zu halten. Frau Rieger aber holt mich sofort zurück.

«Bleiben Sie mit mir in Kontakt!», fordert sie mich energisch auf. «Was glauben Sie, denke ich über Sie?»

«Ich fühle mich klein und dumm, denn ich glaube, Sie halten mich für genau das.»

«Klein und dumm?», fragt sie sogleich, ohne meine Ausführung abzuwarten.

«Ja», gestehe ich. «Ich komme mir wie ein Opfer vor, das nichts gebacken kriegt. Ich sitze hier und heule jedes Mal Rotz und Wasser und habe das Gefühl, dass Sie mich dafür vielleicht sogar belächeln, dass ich mich nicht im Griff habe. Ich komme mir wie ein Nichtsnutz vor.»

Ein strenger Blick folgt meiner Ausführung und Frau Rieger wird sehr ernst. «Frau Wagner, zunächst einmal belächle ich *keinen* meiner Klienten. Erinnern Sie sich daran, dass das hier Ihr Schutzraum ist, in dem Sie sich frei bewegen und alles aussprechen können, und sei es politisch oder rechtlich noch so inkorrekt. Dieses Angebot ist immer frei von Verurteilung und Wertung meinerseits – anders könnten wir nicht zusammenarbeiten. Und dann gestatten Sie mir eine Anmerkung bezüglich Ihrer Art, zu glauben, in die Köpfe Ihres Gegenübers blicken zu können. Ich empfinde das als egozentrisch.»

Ich muss schlucken. Meine linke Augenbraue wandert automatisch nach oben. Ich schaue Frau Rieger mit einer Mischung aus «Sie greift mich an!» und «Wie meint Sie das?» an.

«Sobald Sie in den Kopf Ihres Gegenübers gehen und sich ausdenken, was er oder sie über Sie denken könnte, nehmen Sie ihm die Chance, sich sein eigenes Urteil zu bilden. Sie sprechen ihm dieses Recht einfach ab. Das ist egozentrisch. Außerdem projizieren Sie Erwartungen in die andere Person, die sie vielleicht gar nicht erwägt.»

Puh, das sitzt und ich muss schlucken, habe das Gefühl, mich sammeln zu müssen, doch dazu kommt es nicht, denn Frau Rieger fährt gnadenlos fort:

«Die Gedanken, die eine andere Person in Bezug auf Sie hat, lassen Sie gar nicht zu. Ihr Urteil ist besiegelt. Sie gehen davon aus, ich halte Sie für dumm, und dann ist das so. Danke, dass ich mir mein eigenes Urteil erlauben darf. Sie gehen davon aus, Ihre Kollegen oder Vorgesetzten glauben, dass Sie simulieren. Besteht die Möglichkeit, dass sie besorgt sind, weil Sie schon so lange arbeitsunfähig sind? Sie gehen davon aus, Ihre Familie braucht eine starke Mutterfigur, die sich um jeden und alles kümmert? Kann es nicht auch sein, dass Ihre Kinder und Ihr Mann stolz und dankbar sind, dass Sie sich jetzt um sich selbst kümmern und alles daransetzen, wieder gesund zu werden? Kann es sein, dass dieses neue Loslassen auch dazu führt, dass sich die Familie neu sortiert und jeder etwas selbstständiger wird, damit Sie nicht wieder die ganze Verantwortung allein tragen, wenn es Ihnen bessergeht? Kann es sein …»

Jetzt unterbreche ich sie: «Dass ich die Verantwortung ungefragt übernommen und nie hinterfragt habe, ob nicht auch andere einen Teil davon übernehmen möchten?» In diesem Moment fallen mir Tausende Situationen ein, in denen ich das Ruder an mich gerissen habe, obwohl es nicht nötig gewesen wäre. *In solchen Situationen steckt die Energie, die mir für mich selbst fehlt. An diesen Stellen bleibe ich auf der Strecke.*

Frau Rieger reißt mich aus meiner Erkenntnis.

«Frau Wagner, sicher hat jeder immer einen Eindruck vom Gegenüber. Das erledigt schon die Wahrnehmung von Mimik und Gestik. Demnach ist es auch wichtig einzuschätzen, ob Ihnen jemand wohlgesonnen ist oder eben nicht. Urteilen Sie jedoch nicht zu schnell und bewahren Sie sich einen offenen Blick. Hinterfragen Sie, wenn Sie sich unsicher sind und Ihnen das Urteil wichtig ist. Ich halte Sie für eine starke Frau, die ihren Platz sucht. Was Sie hier in kurzer Zeit erkannt und aufgedeckt haben, ist erstaunlich. Ihre Fähigkeit, sich in Ihre aufkeimenden Gefühle hineinzuversetzen, ist dabei äußerst hilfreich.»

Mein Puls beruhigt sich wieder, als Frau Rieger mir zum Abschluss sogar noch ein Lächeln schenkt. «Vielen Dank für das Kompliment.»

Wir vereinbaren zunächst keinen neuen Termin, da bei mir in ein paar Wochen das Meditationsretreat ansteht und Frau Rieger anschließend Urlaub hat. Mit einem guten Gefühl und meiner neu gewonnenen Erkenntnis verlasse ich die Praxis.

Am Bahnhof stelle ich fest, dass mein Zug eine Stunde Verspätung hat, und schlendere noch etwas umher. Im nahe gelegenen Einkaufszentrum finde ich die Buchhandlung Thalia Gesundbrunnen. Nach einem kurzen Streifzug durch die Kinderbuchabteilung verschlägt es mich zur Erwachsenenliteratur. Jetzt, da ich das aktuelle Buch fast ausgelesen habe, möchte ich mir ein neues gönnen. Vielleicht etwas zum Thema neue Lebenswege oder Selbstfindung. Ich werde auf einen Tisch aufmerksam, auf dem ein Buch als besonders empfehlenswert angepriesen wird, das mich schon vom Cover her anspricht. *Das Buch deines Lebens* von Jule Pieper. Auf dem Cover liest eine Frau in einem Buch von Sandy Mercier mit dem Titel *Umbruch*. Der Klappentext klingt interessant. Als ich die ersten Seiten aufschlage und die Widmung *«Für all jene, die gern etwas verändern wollen»* lese, steht die Kaufentscheidung fest.

Auf dem Rückweg von der Buchhandlung zum Gleis gönne ich mir im Biomarkt noch ein kleines Plunderteilchen und einen Milchkaffee.

Kurze Zeit später sitze ich im Zug und überlege, wie ich die Erfahrungen der beiden Tage in mein Leben integriere. Dazu zücke ich mein Notizheft und schreibe mir die Erkenntnisse als Gedankenstützen auf. In jedem Fall dürfen mich die Kinder und Paul zukünftig mehr unterstützen. Ich verabschiede mich definitiv davon, immer alles allein leisten zu müssen. Dadurch wird ja Freiraum für die Dinge, die mir guttun, geschaffen. Außerdem halte ich die Bereitschaft, weniger in den Köpfen der anderen zu sein, fest und nehme mir vor, eher zu hinterfragen, was sie denken und wie sie fühlen.

In einer Sache bin ich mir jedenfalls sicher: Gerade Paul wartet sehnsüchtig auf meine neuesten Erkenntnisse und wir werden eine gemeinsame Lösung finden.

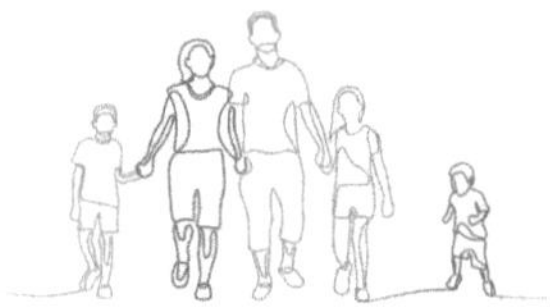

19

Als mein Zug gegen 14:30 Uhr im Bahnhof einfährt, sehe ich Paul schon am Gleis stehen. Kurz wundere ich mich, weil er um diese Uhrzeit doch immer in der Agentur ist. Als sich die Tür öffnet und ich aussteige, sehe ich, dass er einen bunten Strauß Blumen in der Hand hält. Nun überwiegt die Freude. Mit einem breiten Grinsen im Gesicht gehe ich schnellen Schrittes auf ihn zu. Eine feste Umarmung und ein intensiver Kuss krönen unser Wiedersehen. Wie schön es sich anfühlt, erwartet zu werden.

«Komm, ich nehme deinen Koffer. Lass uns auf einen Kaffee in die Stadt gehen», schlägt Paul vor. «Danach holen wir Oskar ab. Jette ist mit Benno zu Hause und passt auf ihn auf. Es geht ihm schon besser. Morgen kann er wieder zur Schule.»

«Hast du heute gar keine Kunden mehr?», frage ich leicht ironisch.

«Nein, ich habe mir den Nachmittag freigenommen, damit wir noch etwas Zeit zu zweit haben.

Du musst mir unbedingt von deinen Sitzungen erzählen.»

Wir verstauen meinen Koffer und die Blumen im Auto und spazieren Hand in Hand in die Stadt. Ich schaue Paul von der Seite an. In meinem Bauch tummeln sich massig Schmetterlinge. In diesem Moment kann ich mich nicht daran erinnern, wann ich zuletzt solches Glück empfunden habe. Vielleicht war es der Abstand, der mich wieder so fühlen lässt. In vollen Zügen genieße ich diese Erkenntnis und recke mein Gesicht in Richtung Sonne, die kurz für mich durch die Wolken scheint.

In dem Café, wo wir während der Elternzeit von Oskar häufig gemeinsam gefrühstückt haben, ist noch ein Tisch für uns frei.

«Zwei starke Latte macchiato und zwei Franzbrötchen. Eins mit Zimt und eins mit Schoko, bitte», bestellt Paul wie selbstverständlich.

Mein Mann weiß, was mich glücklich macht.

Als wir am Tisch sitzen, kann er es kaum erwarten, dass ich ihm berichte. «Und? Erzähl! Wie war Berlin? Bist du weitergekommen? Magst du darüber sprechen?», fragt Paul für seine Verhältnisse recht aufgeregt.

«Ganz in Ruhe, mein Schatz. Es waren zwei intensive Tage. Ich habe wieder viel über mich gelernt», leite ich meinen Bericht ein. «Gestern war die Sitzung eher emotional und heute sehr lehrreich für meinen Kopf. So gesehen war es die perfekte Mischung für mich. Ich habe gestern feststellen müssen, dass ein Teil meiner Wut aus meiner Vergangenheit rührt.»

«Ja, woher denn sonst?!», unterbricht Paul mich direkt und erntet dafür einen bösen Blick.

«Kann ich bitte erst erzählen, bevor du deinen Senf dazugibst?»

Paul spürt, dass es mir wichtig ist, und vielleicht auch ein wenig schwerfällt, die richtigen Worte zu finden. Er streichelt kurz meine Hand. «Entschuldige bitte, dass ich dich unterbrochen habe.»

Nickend fahre ich fort. «Es hat sich gezeigt, dass die Aufmerksamkeit, die mir durch meine Eltern früher zuteilwurde, nicht ausreichend war. Ich bin an dieser Stelle hin- und hergerissen. Einerseits habe ich gefühlt, dass mir liebevolle Zuwendung gefehlt hat. Andererseits fühlt es sich aber falsch an, meinen Eltern deswegen einen Vorwurf zu machen. Oder vielleicht anders: Es fühlt sich falsch an, so zu fühlen. Immerhin habe ich noch drei Geschwister und jeder hatte seine Zeit und brauchte unterschiedlich viel Aufmerksamkeit. Weißt du, wie ich das meine?»

«Hm, so richtig kann ich das als Einzelkind nicht nachempfinden. Aber ich glaube, ich habe eine Ahnung, was dein Problem mit dem Gefühl sein könnte.»

Ich ziehe beide Augenbrauen hoch und bin gespannt. «Was meinst du, ist denn mein Problem damit?»

«Ich glaube, dass du dich schwer mit der Erkenntnis tust, dass dir etwas gefehlt hat, da du es als Vorwurf an deine Eltern siehst. Wenn du mal das Wort Vorwurf rauslässt, wirst du feststellen, dass es lediglich eine Erkenntnis oder Empfindung ist. Und damit kannst du vielleicht besser umgehen. Dir hat etwas gefehlt. Nicht mehr und nicht weniger.»

Pauls Worte dringen in mich. Ich lasse sie für einen Moment wirken. «So habe ich das noch nicht gesehen. Als ich dieses Gefühl in der Sitzung hatte, verwob sich damit auch sofort die mögliche Enttäuschung meiner Eltern, da sie nicht alles richtig gemacht haben.»

«Ach, Bella. Du tust es schon wieder. So oft ist bei dir alles Schwarz oder Weiß. Du hast es nicht so mit den Grautönen.» Fast schon resignierend schüttelt Paul leicht den Kopf, beugt sich zu mir rüber und legt seine Hand auf mein Knie. «Richtig oder falsch?! Das weiß man doch immer erst hinterher. Wer weiß, welche blauen Flecken wir auf den Seelen unserer Kinder hinterlassen, ohne es zu merken und vor allem ohne es zu wollen, weil wir davon ausgehen, dass wir unsere Sache gut machen. Ich denke, man darf jedem Elternteil unterstellen, dass es in der vorgegebenen Situation versucht, das Beste für das Kind zu tun. Und manchmal stellt sich nach Jahren heraus, dass es eine bessere Möglichkeit gegeben hätte. Ja, *nach ein paar Jahren* und eben nicht im Moment der Entscheidung. Klingt zwar abgedroschen, aber hinterher ist man immer schlauer. Wichtig ist doch nur, dass du weißt, wo dein Gefühl herkommt. Zu wissen, welche Ursache dahintersteckt, kann dir helfen, es einzuordnen. Ist doch super! Es gibt deshalb nichts zu klären oder vorzuwerfen.»

Ich blicke Paul bei seinen Ausführungen tief in die Augen. Manchmal habe ich das Gefühl, dass an ihm ein guter Therapeut verloren gegangen ist. Er kann die Dinge auf einer rationalen Ebene immer gut analysieren.

«Bella, hörst du mir überhaupt noch zu?»

«Entschuldige, ja. Ich war gerade in Gedanken. Wie war die Frage?»

«Ich wollte wissen, wie es heute gelaufen ist.» Paul schaut mich fragend an.

«Heute haben wir ein reines Therapiegespräch geführt. Ich hatte wieder einen dieser hässlichen Träume und daran haben wir angeknüpft.»

«Worum ging es in deinem Traum?»

Die Kurzform dessen, was ich bereits Frau Rieger am Morgen berichtet habe, muss für Paul genügen. So langsam merke ich, wie meine Konzentration schwindet. Mit ihr verlässt mich auch die Lust, weiter zu erklären. Meine Ausführungen unterbrechend richte ich eine Bitte an meinen Mann. «Paul, können wir den Rest später besprechen? Ich bin erschöpft. Erzähl mir von *deinen* Tagen. Wie lief es mit den Kindern?»

Paul nickt verständnisvoll und berichtet, wie er gestern mit Jette um die Hausaufgaben gefeilscht hat. Am Ende konnte Paul sich durchsetzen und alles ist rechtzeitig fertig geworden. Die Kinder haben zur Freude aller am Abend Nuggets und

Pommes bekommen, und heute Morgen sind die vier entspannt in den Tag gestartet.

«Okay, ich habe vergessen, das Sportzeug von Oskar im Kindergarten abzugeben, aber ich bin halt auch nicht perfekt», gibt Paul zu.

Ich streichle ihm sanft seine Wange und freue mich, dass auch ohne mich alles glattläuft. Keine Spur von Eifersucht. Es ist für mich in diesem Moment schlichtweg beruhigend zu wissen, dass es auch ohne mich funktioniert. Diese Erkenntnis verstehe ich als positive Bestätigung dafür, dass ich mich zukünftig zurücknehmen darf. Vielleicht bleibt mir dann genügend Energie, um herauszufinden, was meine Träume sind und wie ich sie mir erfüllen kann.

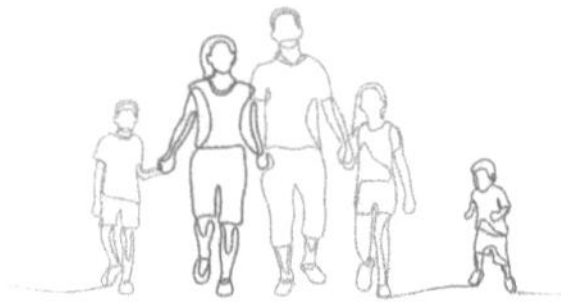

20

In den zwei Wochen nach den Sitzungen in Berlin läuft im Hause Wagner alles sehr ruhig ab. Ich bemerke mehr und mehr, wie gut es mir tut, Verantwortung für gewisse Dinge abzugeben. Gemeinsam haben wir im Familienrat beschlossen, wer welche Aufgaben in eigener Verantwortung übernehmen kann.

Erst jetzt stelle ich fest, wie viel ich mich in diese Familie eingebracht habe, um es den anderen so komfortabel wie möglich zu machen. Benno räumt nun regelmäßig nach der Schule den Geschirrspüler aus und versucht dabei mehr oder weniger erfolgreich Oskar einzubinden.

Jette hält die Küche einmal pro Woche in Schuss. Auch Paul packt mit an, wo er kann. So muss ich nicht mehr zum Einkaufen fahren, weil er es nach der Arbeit auf dem Weg nach Hause erledigt. Die Entlastung ist deutlich spürbar.

Die Zeitfenster, die sich daraus ergeben, nutze ich für meine Interessen. Ich habe wieder angefangen zu zeichnen. Es entspannt mich, auf kleine Kacheln hübsche Muster zu zaubern. Außerdem habe ich so mehr Zeit zum Lesen. Das Buch, das ich aus Berlin mitgebracht habe, trifft genau meinen Nerv. Es geht um eine junge Frau, die in einer verfahrenen Situation steckt. Ihr Job ist langweilig und die Kollegen sind ätzend. Die Mitbewohnerin ist nervtötend und der Freund passt so gar nicht zu ihr. Als Jule auf *Das Buch deines Lebens* stößt, beginnt sie ihr Leben auf den Kopf zu stellen und sich in vielen Bereichen neu auszurichten.

Ist es nicht gerade das, was auch in mir brodelt? Dieses Verlangen nach Veränderung? Der Wunsch, herauszufinden, was mich glücklich macht? Ach Omi, wenn das nur so einfach wäre.

Ich sitze mit dem Buch auf dem Schoß in meinem Sessel. Der Blick schweift durch den Garten, der zu dieser Jahreszeit trist und traurig aussieht. Die Büsche und Bäume stehen nackt da, ohne Blätter, die sie sonst strahlen und vor Kraft strotzen lassen. Die Hortensien halten die braunen, vertrockneten Blüten fest, als ob sie das Alte nicht loslassen wollen. Ein leichter Nebel liegt über dem Feld, auf dem drei Rehe stehen. Als ich mich aufrichte, scheinen sie mich zu bemerken. Sie schauen mich an. Ich blicke zurück. *Haben die es gut. Einfach fressen und sein. Tauschen möchte ich trotzdem nicht.* Über meine Gedanken schmunzelnd bemerke ich die aufkeimende Traurigkeit in meinem Hals. Wie Sodbrennen schmerzt es in der Magengegend und wandert die Speiseröhre hoch. Das ungute Gefühl zieht sich weiter in Richtung Kopf. Ohne Einfluss darauf nehmen zu können, bildet sich wieder dieser Kloß. Ich fühle, dass etwas raus will. Der Klumpen, der auf meine Kehle drückt, macht alles dicht, als wollte er nicht zulassen, dass es zum Vorschein kommt. Darüber werde ich wütend, stehe auf und gehe ins Bad.

«Was ist nur mit dir los?!», frage ich das Spiegelbild und schüttle den Kopf, weil ich mich für das Selbstgespräch schäme. Der Kloß in meinem Hals wächst weiter. Er schnürt mir die Luft ab. Ein eiskalter Schauder packt mich und ich fange an zu weinen. *Wenn ich doch nur wüsste, wie ich dir helfen kann … Nun sitze ich schon so lange zu Hause und weiß immer noch nicht, wie es weitergehen soll. Das ist doch nicht normal. Vielleicht brauche ich noch andere Hilfe, ergänzend zu dem, was ich schon mache. Es kann nicht schaden, in weitere Richtungen zu denken. Ich muss auch irgendwann wieder zur Arbeit.*

Es klingelt.

Als ich die Tür öffne, übergibt mir die nette Dame von der Post ein kleines Päckchen und zwei Briefe. Ich bedanke mich und schließe die Tür. Einer der Briefe sieht offiziell aus. Als ich ihn öffne und das Landeswappen sehe, wird mir schlecht. Meine Knie werden weich und ich muss mich setzen. Das Wort *«Versetzung»* prangt in der Betreffzeile direkt vor zahlreichen Paragrafen, die ich gar nicht richtig lese. Ich überfliege die einleitenden Worte über meine andauernde Erkrankung und die Notwendigkeit der Neubesetzung des

Stellvertreterpostens. An der entscheidenden Stelle des Schreibens bleibt mein Blick haften.

«Ich versetze Sie daher mit Beginn des neuen Schuljahres an die Mosaik-Schule und weise Ihnen den Dienstposten einer Lehrerin zu.»

Übelkeit steigt auf. Die Kälte weicht aus mir, denn jetzt wird mein Körper von einem heißen Lavastrom durchflutet. Meine Sicht flimmert. Die Atmung stockt. Ich rutsche vom Stuhl und umarme meine angewinkelten Beine. Wie ferngesteuert wiege ich vor und zurück. Einem inneren Impuls folgend schlage ich den Hinterkopf gegen die Wand. Immer wieder und wieder. Die Verzweiflung wütet in mir, frisst sich durch meine Adern. Ich kann sie überall spüren. Als sich der erste Schock legt, spüre ich den Schmerz im Kopf. Ich will jetzt nicht allein sein. Ich *kann* jetzt nicht allein sein. Meine Hand zittert, als ich das Telefon nehme und Pauls Nummer wähle. Er nimmt das Gespräch sofort an.

«Du musst kommen!», ist alles, was ich panisch in den Hörer sage, ehe ich auflege. Ich kippe zur Seite und bleibe regungslos auf dem Boden liegen.

Wenig später höre ich den Motor von Pauls Auto und das Klappern der Schlüssel an der Haustür. Paul versucht hektisch, die Tür zu öffnen. Als er den Flur betritt, sieht er mich am Boden liegen. «Bella! Was ist denn passiert?»

«Sie … sie haben …» Ein heftiger Weinkrampf schüttelt mich und ich kann vor Zittern nicht einen Satz formulieren.

Paul greift nach dem Schreiben. «Dieser Idiot!», entfährt es ihm. Er lässt den Zettel fallen und zieht mich auf seinen Schoß. Behutsam streichelt er mir den Rücken. «Beruhige dich, mein Schatz. Wir kriegen das hin. Wir finden eine Lösung.»

Meine Tränen wollen nicht versiegen. «Es … es ist so … so ungerecht», stammle ich.

«Ich weiß, Bella. Das ist nicht fair. Das hast du nicht verdient. Du warst so lange als Leiterin tätig, obwohl du nur den Stellvertreterposten hattest, und jetzt setzen sie dich wieder als Lehrerin ein. An einer kleinen Schule am Arsch der Welt. Wie lange fährt man eigentlich von uns bis zur Mosaik-Schule? Ist das ein guter Umgang mit Mitarbeitern, denen es psychisch ohnehin nicht gutgeht? Ich könnte mich so aufregen!», wettert Paul gegen die Personalpolitik des Schulamts.

«Wahrscheinlich ist es die Retourkutsche, weil ich dem Brunkholz geschrieben habe, dass ich nicht weiß, wann ich zurückkomme. Außerdem hatte ich um etwas Abstand gebeten. Das habe ich dann jetzt davon. Vielleicht habe ich es auch genauso verdient. Ich weiß es doch auch nicht.» Im Moment weiß ich gar nichts, spüre nur Verzweiflung angesichts der Ungerechtigkeit.

«Bella, sie hätten in dieser Sache wenigstens vorher mit dir reden können. Ja, du hast darum gebeten, dass sie dir nicht auf die Pelle rücken. Aber wenn es um solch entscheidende Maßnahmen geht, wäre es nur fair gewesen, vorher mal vorzufühlen, wie du das einschätzt. Du bist kein

Dienstanfänger mehr, sondern hast schon einiges geleistet. Das ist kein guter Umgang. Und hinzu kommt, dass es dich wieder völlig aus den Angeln hebt. Oder gehen die ernsthaft davon aus, dass solche Schreiben zur schnellen Genesung beitragen?! Wie bescheuert denken die da oben eigentlich? Ich verstehe eure Organisation nicht. Zum Glück muss ich mich solchen Chefs nicht unterwerfen.» Damit trifft Paul genau ins Schwarze.

In mir macht sich Hilflosigkeit breit.

«Ja, ich bin dem Ganzen ausgesetzt. Ich könnte den Personalrat anrufen und nachfragen, warum diese Entscheidung getroffen wurde und ob sie überhaupt statthaft ist. Ich habe keine Lust, mich durch die Paragrafen zu wühlen, um das zu prüfen.»

«Das ist eine gute Idee. Ich koche uns jetzt erst einmal einen Tee.»

Ich hindere Paul daran, aufzustehen, und schaue ihm tief in die Augen. «Danke, dass du immer da bist.»

Er schenkt mir ein Lächeln und drückt mich für einen Moment noch fester an sich. Mit den Worten «genug gekuschelt. Mach dich frisch!» schiebt Paul mich kurz darauf von sich herunter.

Im Bad wasche ich mein Gesicht mit kaltem Wasser, dann schnappe ich mir mein Handy und wähle Sabines Nummer. Sie ist schon lange im Personalrat tätig. Ich habe ihre Hilfe noch nie gebraucht, weil Entscheidungen in der Vergangenheit immer zu meinen Gunsten getroffen wurden, aber einige Kollegen brauchten die Unterstützung des Gremiums bereits. Nicht jeder hält viel von unserem Personalrat. In einem Pausengespräch bekam ich vor einiger Zeit mit, dass die Entscheidungen der Chefs eher unterstützt würden, da die Mitglieder des Personalrats nicht gegen sie vorgehen wollten und rechtlich nicht wirklich den Durchblick hätten. Sabine hingegen wird nachgesagt, dass sie das einzige Mitglied sei, von dem man fundierte Auskünfte erwarten könne.

«Maltzahn, hallo. Mit wem spreche ich?»

«Hallo Sabine, hier ist Isabella Wagner.»

«Ah, hallo. Wie kann ich dir helfen, Isabella?»

Um nicht wieder in Tränen auszubrechen, atme ich tief ein.

«Geht es um deine Versetzung?»

Ich schlucke. «Ja, genau darum geht es. Kannst du mir mehr sagen, als aus dem Schreiben hervorgeht?»

«Also im Grunde ist es genauso, wie sie es in dem Schreiben formuliert haben. Der Chef wollte deine Stelle nachbesetzen, damit wieder jemand als Leitung zur Verfügung steht, jetzt, da ihr beide krank seid.»

«Und dann muss er mich direkt von meinem Dienstposten runterkanten? Hätte es nicht auch eine Vertretung getan?»

«Das haben wir ihm auch vorgeschlagen, aber er wollte die Dinge konkret ordnen.»

«Vielleicht hätte er dann mal die Leiterin von ihrem Dienstposten genommen. Schließlich bestand hier zwei Jahre lang kein Bedarf, die Dinge zu ordnen. Ich hatte doch mit der Vertretung seit ihrer Erkrankung auch beide Dienstposten inne. Ich war Leiterin *und* Vertreterin, und niemand sah Bedarf, etwas zu ordnen. Davon mal abgesehen, dass ich natürlich nur für eine Stelle bezahlt wurde.»

«Jetzt beruhig dich mal!»

Diese Aufforderung trifft mich wie ein Hieb. «Ich soll mich beruhigen?! Entschuldige, aber ich bezahle die letzten stressigen Jahre gerade mit meiner Gesundheit, und zum Dank wird noch Druck aufgebaut, damit ich ja recht schnell wieder funktioniere! Und als ich dem mit einer einfachen Bitte begegne, werde ich abgesägt und in der neuen Schule sogar noch schlechter gestellt! Sorry, aber ich erkenne gerade nicht, an welcher Stelle mich das beruhigen sollte!», brülle ich ins Telefon.

«Isabella, wir haben deinen Fall im Personalrat diskutiert. Allerdings können wir dir nicht helfen. Die neue Schule liegt noch gerade so in deinem Einzugsbereich und damit ist die Versetzung seitens des Personalrats nicht mitwirkungspflichtig. Versteh mich bitte auch – uns sind in diesem Fall die Hände gebunden.»

Meinem inneren Drang zu schreien widerstehe ich und lege einfach auf. Die Enttäuschung über diese Art der Personalvertretung ist zu groß.

Paul kommt mit dem Tee ins Wohnzimmer und findet mich zusammengekauert im Sessel. «Na, war wohl sehr aufschlussreich dein Telefonat», meint er sarkastisch.

Ich seufze. «O ja, sie können mir nicht helfen. Shit happens!» In diesem Moment habe ich so dermaßen die Schnauze voll von diesen Fesseln des Beamtentums. Ja, man ist abgesichert. Aber ich habe kürzlich auf Instagram gelesen: *«Wenn es deinen inneren Frieden kostet, ist es zu teuer.»*

Mit diesem Gedanken kehrt Ruhe ein. Ich atme tief durch und trinke meinen Tee in Stille mit meinem Mann.

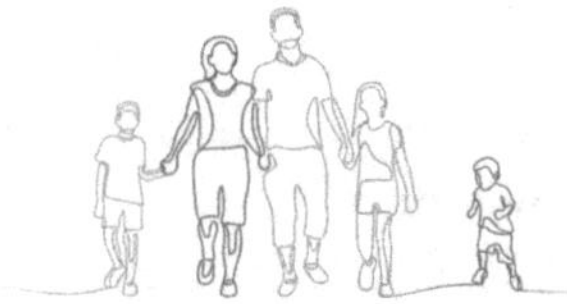

21

Vor einer Woche noch schien die Welt in Trümmern zu liegen und schon jetzt tun sich neue Wege auf. Am Mittwoch hole ich mir die Verlängerung meiner Arbeitsunfähigkeitsbescheinigung beim Hausarzt.

«Gut sehen Sie heute aus, Frau Wagner.» Er empfindet mich offensichtlich als erholt.

Als ich ihm jedoch von der beruflichen Entwicklung berichte, bemerkt er schnell, wie sehr mich diese Mitteilung wieder zurückgeworfen hat.

«Es ist unfassbar, wie umsichtig und mitfühlend einige Vorgesetzte handeln», gibt er ironisch zum Besten. «Auch wenn es Sie persönlich nicht tröstet: Es gibt sehr viele Menschen, mit denen so umgegangen wird. In allen größeren Organisationen finden Sie diese Chefs – ob nun beim Amt oder in Krankenhäusern. Anstatt dafür zu sorgen, dass es für die Mitarbeiter, die stressbedingt erkranken, eine gute Rückkehr in den Beruf gibt, werden sie eher gegängelt und abgeschoben. Das ist nichts

Neues. Aber Sie haben sich einen Weg in Richtung Gesundung gebahnt. Bleiben Sie dabei. Lassen Sie sich von dieser Entscheidung nicht aufhalten. In erster Linie geht es jetzt darum, dass Sie wieder auf die Beine kommen, und dann sehen wir weiter.»

Die Worte meines Arztes beruhigen mich, hat sich in meinem Kopf doch in den letzten Tagen die Vorstellung gefestigt, dass ich diese Versetzung mit meinem Ausfall provoziert habe.

Mit einem guten Gefühl verlasse ich die Praxis. Es stellt sich allmählich Aufregung ein, nachdem ich nun schon so lange auf die Auszeit in Brandenburg gewartet habe. Morgen geht es endlich los. Die Tasche ist schon gepackt.

Als ich zu Hause die Auffahrt hochfahre, sehe ich Pauls Auto dastehen. Irritiert schließe ich die Tür auf. «Schatz, ist etwas passiert?» Meine Frage verhallt in der Stille des Hauses. Ich lege meine Jacke ab und stelle die Schuhe beiseite. Dann schaue ich ins Wohnzimmer. *Wo ist er?* «Paul?!», rufe ich nun etwas lauter.

Wieder keine Antwort.

Ich steige die Treppen hoch und bemerke die offene Tür zum Büro. Langsam öffne ich sie und sehe Paul an meinem Schreibtisch sitzen. Neben ihm steht meine Reisetasche. In der Hand hält er mein Notizbuch. Hitze steigt in mir auf.

Er hat in meinem Buch gelesen.

Wortlos starrt er mir ins Gesicht.

Fassungslos frage ich: «Was machst du da?»

Paul schüttelt kaum merklich den Kopf. «Du fragst mich, was ich hier mache?» Er erhebt die Stimme und wirft das Notizbuch auf die Tasche. «Du fragst mich im Ernst, was *ich* mache? Isabella, was soll das?!»

Was soll was? Er sitzt doch hier und verletzt meine Privatsphäre. «Ich verstehe deine Frage nicht», gebe ich zurück. «Offensichtlich hast du in meinem Notizbuch gelesen. Gehts noch?» Nun werde auch ich laut.

«Haben wir nicht verabredet, über alles zu sprechen? Du hast mir dein Wort gegeben!» Paul ist so aufgebracht, dass sich seine Augen augenblicklich mit Tränen füllen.

Verzweifelt versuche ich das Ruder herumzureißen, denn ich bin mir keiner Schuld bewusst. «Wie kannst du nur so mein Vertrauen missbrauchen und in meinem Notizbuch lesen?!»

Ohne auch nur im Ansatz auf meinen Vorwurf zu reagieren überschüttet mich Paul mit all seinen Gedanken zu dem eben Gelesenen. «Ich bin also dafür verantwortlich, dass es dir schlecht geht, ja? Ich habe dir Oskar aufgeschwatzt, korrekt? Ich lasse dich hier mit allem allein und kümmere mich nur noch um mich, richtig? Du machst es dir sehr einfach, Isabella!»

So nennt er mich nur, wenn er sauer ist.

«Du kannst das doch nicht alles nur auf dich beziehen, und noch mal: Du hattest kein Recht, in diesem Buch zu lesen. Es ist nur für mich, um mir klar zu werden, was mit mir passiert ist. Meine

Gedanken!», versuche ich mich nun doch wenigstens im Ansatz zu erklären. «Ich wollte unseren dritten Sohn letztlich genauso sehr wie du. Nur hattest du eben die Idee, dass es nach Benno noch ein weiteres Familienmitglied geben könnte. Natürlich haben wir am Ende gemeinsam entschieden. Nur trage ich eben die Hauptlast dieser Entscheidung.»

«Du nennst Oskar eine *Last?!*», wirft Paul sofort ein.

«Ja, manchmal ist er das, weil er noch nicht so selbstständig ist wie die anderen beiden. Das kann er auch noch nicht sein, dessen bin ich mir bewusst. Aber mich belastet das eben, und dann fehlt mir die Geduld und ich werde wütend. Das heißt nicht, dass ich ihn nicht liebe und ihn mir tatsächlich wegwünschen würde …»

«Genau das schreibst du hier aber! Dass du diesen Gedanken manchmal hast», unterbricht mich Paul erneut.

«Vielleicht hättest du dann mal besser bis zum Ende gelesen!», schreie ich ihn an. Über mich selbst erschrocken atme ich tief ein und drossle meine Lautstärke. «Ich finde mehr und mehr meinen Umgang damit. In den letzten Wochen sind Oskar und ich wieder näher zusammengerückt. Das liegt sicher auch daran, dass ich im Moment nicht durch die Arbeit belastet bin. Ich habe mehr Energie und damit auch mehr Geduld für ihn und die anderen beiden. Das kommt uns allen zugute. Findest du nicht auch?»

«Ich weiß nicht, Bella.» Paul blickt resigniert zu Boden. «Ich weiß langsam nicht mehr, was ich noch glauben, geschweige denn hoffen soll. Ich gebe dir Freiraum und unterstütze dich, wo ich nur kann. Und dann muss ich so was lesen. Es ist … enttäuschend und … tut mir weh.»

Seine Ignoranz bringt mein Blut wieder in Wallung. «Du *musstest* das überhaupt nicht lesen! Du hast einfach allein und ohne zu fragen entschieden, es zu tun! Damit hast du eine Grenze überschritten. Ich meine, was macht das wohl mit meinem Vertrauen?»

«Du sprichst von Vertrauen? Wie kann ich *dir* noch vertrauen? Deine ganzen Probleme lässt du hier und verschwindest morgen einfach ins Retreat. Weiß ich, was da abgeht und ob du überhaupt wiederkommst, wenn dort alles glattläuft?»

Offensichtlich haben meine Worte Pauls Angst vor dem Zerbrechen unserer Familie wieder entfacht. Ich bin im Moment aber zu verletzt, als dass ich sie ihm jetzt nehmen könnte.

«Vielleicht kommt die Auszeit uns beiden zugute.» Mit diesem Satz verlasse ich das Zimmer und ziehe mich zurück. Im Augenblick habe ich das Gefühl, meinen Mann nicht richtig zu kennen. Niemals hätte ich ihm einen solchen Vertrauensbruch zugetraut. Enttäuscht und kraftlos lege ich mich ins Bett und starre das Kranichbild an. *Morgen fliege ich davon* … Über diesem Gedanken falle ich in einen leichten Schlaf.

Als ich aufwache, bin ich für einen Moment orientierungslos. Dann stehe ich auf, um zu schauen, wie spät es ist. *Mist! Schon 15:00 Uhr. Ich muss die Kinder abholen.*

«Paul!», rufe ich. «Paul?»

Keine Antwort. Der Blick vor die Haustür verrät mir, dass er wieder gefahren ist. Ich zücke das Handy und versuche ihn anzurufen. «The person you have called is …» Schon verstanden. Er ist nicht erreichbar. Sorge steigt in mir auf, doch ich muss los. Ich versuche mir gut zuzureden, dass schon nichts passiert sein wird, und mache mich auf den Weg zur Schule.

Benno kommt mir entgegengelaufen und freut sich, dass ich ihn noch vor der Hausaufgabenzeit aus dem Hort abhole. Wir verstauen seine Sachen im Auto und machen uns zu Fuß auf den Weg zum Kindergarten. Dort angekommen blickt mich Claudia erstaunt an. «Oskar wurde schon vom Papa abgeholt. Gleich nach dem Mittagsschlaf.»

«Oh, ach, na klar», versuche ich mit vergesslicher Miene zu überspielen. «Paul wollte ihn ja heute unbedingt mal abholen.»

«Oskar hat sich gefreut wie ein Schneekönig, dass Papa mit ihm allein auf einen heißen Kakao zum Bäcker fährt», gibt Claudia, ohne es zu ahnen, Pauls Plan preis.

«Also dann», verabschiede ich mich von ihr, «bis morgen früh.»

Benno und ich schlendern gemütlich zurück zum Wagen. Als wir zu Hause ankommen, sind

Paul und Oskar noch immer nicht da. Jette sitzt in ihrem Zimmer und macht Hausaufgaben.

Mehrfach versuche ich, Paul telefonisch zu erreichen, doch sein Handy bleibt aus. Nun mache ich mir doch irgendwie Sorgen. *Wo bleibt er nur so lange mit Oskar? Ob ich meine Reise lieber absage?*

Gegen 18:30 Uhr höre ich Pauls Wagen die Auffahrt hochkommen. Endlich! Mit Freude über Oskars Rückkehr reiße ich die Haustür auf.

«Mami, Mami!» Oskar fällt mir in die Arme. «Ich hatte *so* einen schönen Nachmittag. Schau mal, was Papa mir gekauft hat.» Oskar löst sich aus meiner Umarmung und hält eine neue Dinosaurierfigur in der Hand. Stolz präsentiert er mir, dass sie sogar das Maul aufmachen kann. «Und ich war sogar noch mit Papa Kakao trinken *und* Kuchen essen. Das war so toll und lecker.» Aufgeregt läuft er an mir vorbei und stürmt die Treppe nach oben. «Benno, Benno, schau mal, was ich Neues hab!»

Paul betritt den Flur. Sein Gesichtsausdruck ist leer und lässt nicht sofort einen Schluss darauf zu, wie er sich fühlt.

«Du hättest wenigstens einen Zettel hinlegen können», sage ich harsch. «Dann hätte ich mir nämlich den Weg zum Kindergarten sparen können und wäre vor Claudia nicht blöd dagestanden.»

Mit arrogantem Unterton gibt er mir, während er seine Jacke weghängt, zu verstehen: «So ist das halt, wenn man nicht mehr miteinander redet und jeder sein eigenes Ding macht.»

Jette steht plötzlich hinter mir und macht große Augen. «Dicke Luft?», fragt sie vorsichtig.

«Was gehts dich an?!», gibt Paul zurück.

Jette reißt beide Hände in die Luft und dreht auf dem Absatz um. «Puh, bin schon weg!»

Na toll, so ein Ärger vor meiner Abreise … Das kann ich echt nicht gebrauchen.

Ich lasse Paul einfach allein zurück. Mir steht nicht der Sinn danach, mit ihm zu diskutieren, solange er so drauf ist.

Gemeinsam mit Jette bereite ich das Abendessen vor.

Nachdem wir beim Abendbrot ganz nüchtern besprochen haben, wie die nächsten Tage organisiert sind, falle ich in einen tiefen traumlosen Schlaf.

Am nächsten Morgen wache ich wie gerädert auf. Der ungeklärte Konflikt mit Paul spukt mir noch immer im Kopf herum. Nachdem wir gestern Abend einfach schweigend ins Bett gegangen sind, möchte ich noch kurz mit ihm sprechen, bevor er zur Arbeit fährt. Doch als ich in die Küche komme, sitzen da nur die Kinder.

«Papa ist schon weg. Wir sollen dir noch viel Spaß wünschen», gibt mir Jette gleichgültig zu verstehen.

Okay, scheinbar hat er noch immer nicht verstanden, dass er den Fehler begangen hat und nicht ich. Dennoch lasse ich mich nicht davon abbringen, heute nach Brandenburg zu fahren. Ich habe dem so lange entgegengefiebert, das lasse ich mir nicht nehmen. Soll er sich doch in seiner Opferrolle suhlen, obwohl sie ihm nicht zusteht. Meine Gedanken und Gefühle zu Papier zu bringen bedeutet nicht, dass ich mit ihm nicht rede oder ihm etwas vorenthalte. Es ist der Umgang mit meinem Inneren. Manchmal muss man Empfindungen erst mal für sich selbst sortieren, sacken und wirken lassen, ehe man darüber reden kann. Das muss er einfach akzeptieren. Gerne hätte ich ihm das noch gesagt, aber wir waren beide zu stur und die Gemüter zu erhitzt. Doch jetzt ist er einfach ohne eine Verabschiedung gegangen, obwohl er doch weiß, dass ich zum Retreat fahre. Das ist eher die Verweigerung von Kommunikation. Vielleicht fällt ihm ja irgendwann auf, dass nicht zu reden auch keine Lösung ist.

Mit der Reisetasche im Kofferraum bringe ich Jette und Benno noch zur Schule. Oskar gebe ich im Kindergarten ab. Obwohl er es sich bis dahin nicht hat anmerken lassen – beim Abschied wird er nun doch sentimental. «Mami, kommst du auch ganz sicher wieder?»

«Aber natürlich, mein Schatz.» Ich gehe in die Knie und halte sein Gesicht zwischen meinen Händen. «Ich fahre nur in einen kurzen Urlaub und dann komme ich zurück. Mach du dir eine schöne Zeit mit Papa und deinen Geschwistern.»

«Mama, du bist die Beste, die es gibt. Ich vermisse dich.» Oskar spitzt die Lippen und drückt mir einen dicken Schmatzer auf den Mund. Dann fällt er mir um den Hals. Ich halte ihn so lange fest, bis er von sich aus den Griff löst.

«Ich liebe dich, mein Engel. Wir sehen uns am Sonntag.» Oskar stürmt in den Gruppenraum geradewegs an seiner Erzieherin vorbei ans Fenster.

Als ich auf dem Weg zum Auto bin, klopft er gegen die Scheibe. Kurz vorm Tor drehe ich mich noch einmal um. Oskar küsst aufgeregt seine linke Hand. Dann hält er sie nah vor seinen Mund und pustet kräftig.

Seine Luftküsse mit der rechten Hand einfangend, presse ich die Hand ans Herz. Er freut sich und dreht sich um. *Wie süß ist dieser kleine Schatz nur?!*

Mit einem besonderen Gefühl der Herzenswärme setze ich mich ins Auto und mache mich auf den Weg nach Brandenburg. Kurz bin ich versucht, zu Paul in die Agentur zu fahren, lasse es dann aber bleiben. Ich bin zu enttäuscht, dass er sich am Morgen nicht einmal verabschiedet hat. So kenne ich ihn nicht. Der Gedanke, nicht zu wissen, wie es zwischen uns sein wird, wenn ich zurückkomme, macht mich traurig.

Nach zwei Stunden Landstraßen und Alleen komme ich am Seminarhaus an. Es liegt in einem kleinen Dorf. Gegenüber befindet sich eine schöne Kirche. Ich bleibe zunächst in der Auffahrt stehen und steige aus. Noch bevor ich klingeln kann, steht hinter meinem Auto ein alter roter Opel. Die Frau kurbelt die Scheibe runter und fordert mich auf, die Auffahrt hochzufahren. Ihrer Bitte nachkommend fahre ich auf das Grundstück. Auf Höhe des Hauses steht am Ende der gemauerten Schuppen ein Hochbeet, sodass ich da nicht weiterkomme. Mein Blick fällt sofort in den Garten. Zu dieser Jahreszeit wirken die Bäume ebenso kahl wie die zu Hause, aber dieser Ort hat eine besondere Ausstrahlung. *Wie schön die Linde aussehen muss, wenn sie in ihrer vollen Pracht steht …*

Ich steige aus und sehe, wie die Frau anfängt, Einkäufe aus dem Opel ins Haus zu tragen.

«Hallo, ich bin Nirmala, die Besitzerin des Seminarhauses.» Die Frau mit den silbergrauen Strähnen im dunklen langen Haar schaut mich aus sanften braunen Augen an.

«Hallo, ich bin Isabella und für das Meditationswochenende hier.»

«Ah, schön, dann bist du die Erste heute. Ich zeige dir gleich dein Zimmer und die anderen Räumlichkeiten.»

«Danke, das ist sehr freundlich. Ich helfe dir beim Reintragen.»

«Oh, eine Frau, die anpackt. Vielen Dank. Das mag ich.» Sie lacht übers ganze Gesicht und wir tragen gemeinsam die Einkäufe ins Haus. Nirmala strotzt vor Energie und Kraft. Auf Anhieb spüre ich eine tiefe Sympathie. Ich hoffe später zu erfahren, wie sie zu diesem besonderen Namen gekommen ist.

Beim anschließenden Rundgang durch das alte Pfarrhaus zeigt sie mir die verschiedenen Zimmer in der ersten Etage. Jedes hat ein eigenes Thema und spiegelt einige von Nirmalas Lebensphasen wider. Die Zimmer sind mit unterschiedlich vielen Betten ausgestattet.

Da ich nicht wusste, wie es mir geht und ob ich Ruhe brauchen werde, habe ich ein Einzelzimmer gebucht.

Der Seminarraum befindet sich im Erdgeschoss. Er ist mit Dielen ausgelegt, die beim Drüberlaufen knarzen. Der Raum ist lichtdurchflutet und die Fenster geben den Blick auf die Kirche auf der anderen Straßenseite frei. Durch den Seminarraum, in dem auch die Meditationen stattfinden werden, gelangen wir in die Küche. Die Steinfliesen auf dem Boden und die Holzmöbel sorgen für eine gemütliche Atmosphäre. Das Licht ist gedimmt. Am Ende des Speiseraums führt eine alte mit Holz gerahmte Glastür in einen kleinen Wintergarten. Es zieht mich sofort dorthin, denn von dort aus hat man einen Blick in den Garten. Ein Schleier der Beruhigung und des Wohlfühlens legt sich wie eine Decke um meine Schultern. Einen Augenblick verweile ich im Wintergarten, dann hole ich meine Tasche aus dem Auto.

Mein Zimmer trägt den Namen «Tara Mai». Es ist nach der keltischen Göttin benannt. Wie ich später von Nirmala erfahre, widmete sie den zweiten Teil des Namens einer besonderen Unterstützerin des Hauses.

In dem Zimmer von etwa zehn Quadratmetern stehen zwei Betten und eine Kommode mit allerhand irischer Literatur. Darüber hängt ein mit Holz gerahmtes keltisches Symbol, das ich nicht zuordnen kann. Allerdings gefallen mir die Symmetrie und die schlichte Farbzusammenstellung aus Gelb, Grün und Rot. Darunter steht:

«May the road rise to meet you. May the wind be always at your back. May the sun shine warm upon your face and the rain fall soft upon your fields and until we meet again, may god hold you in the hollow of his hand.»

Mir läuft ein warmer Schauer den Rücken hinunter. Ein Gefühl von Geborgenheit breitet sich in mir aus.

Ich drehe mich um und erblicke an der gegenüberliegenden Wand ein Bild der keltischen Göttin. Tara schaut mir direkt ins Gesicht. Ihre roten, langen Haare scheinen in einer leichten Brise zu wehen. Die vollen Lippen und die makellose helle Haut strahlen mich an. Sie ist in ein dunkelgrünes Samtgewand gehüllt. In den Händen hält sie eine kleine gelbe Schale. Tara hat mich fest im Blick. Ich schwanke leicht von rechts nach links und zurück, aber ihre strahlenden Augen lassen mich nicht los. Sie verfolgen mich, als wollte sie mir etwas mitteilen.

Der Blick auf die Uhr verrät mir, dass ich in einer halben Stunde in der Küche zur Begrüßung sein sollte. Vorfreude macht sich in mir breit, endlich Karl und die anderen Teilnehmer kennenzulernen. Schwungvoll stelle ich meine Reisetasche aufs Bett nahe der Tür. Es steht vor einer weiß gestrichenen Ziegelwand, an der ein Fenster aus buntem Glas hängt. Der Rahmen ist weiß. Es ist vierteilig und mit verschiedenen Ornamenten verziert. Auch dieses Kunstwerk ist in sich symmetrisch. Die Kelten schienen große Freunde der Symmetrie zu sein. Die Dreiecke im Hintergrund sind in Gelbtönen gehalten, wobei mir vor allem die grünen und gelben Kreise im oberen Drittel und am unteren Rand auffallen. Zentrales Objekt ist aber der feminine Körper in der Mitte des Rahmens. Die langgezogenen dunkelgrünen Dreiecke neben dem Körper symbolisieren für mich den Wald, in dem die Göttin zu stehen scheint. Ich mag diese Art der Kunst.

Auf dem kleinen Tisch unter dem Dachfenster steht eine Vase mit Blumen. Zum Schlafen wähle ich das Bett unter der Dachschräge. Sie erinnert mich an mein altes Kinderzimmer in Dresden. Ich ziehe eine Kiste mit Bettwäsche unter dem Bett hervor und beziehe Decke und Kissen.

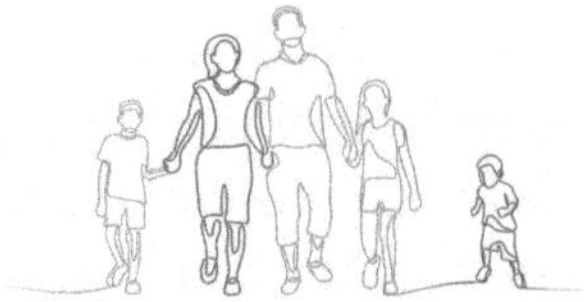

22

Ich konnte mich noch in Ruhe frisch machen und sitze nun im gemütlichen Speisezimmer. Es sind schon drei andere Teilnehmer da, als die Holztür neben mir knarrt. Ein hagerer, relativ kleiner Mann mit grauem, kurzem Haar und einer dunkelbraunen Brille mit schmalem Rahmen und runden Gläsern betritt den Raum. Er begrüßt uns. Ein älterer Teilnehmer geht direkt auf ihn zu und reicht ihm die Hand.

«Hallo, Karl. Wie schön, dass es geklappt hat!»

«Hallo, Gustav. Bis vor zwei Wochen war das noch nicht fix. Aber mir haben kurzfristig drei Teilnehmerinnen abgesagt und ich musste neu kalkulieren.»

Nun geht Karl auf jeden einzeln zu und begrüßt auch die anderen mit Handschlag. «Hallo, ich bin Anni», sagt eine junge Frau, die ich auf Mitte dreißig schätze. Sie trägt ihr blondes Haar zu einem wilden Knoten auf dem Haupt gebunden und macht einen lockeren Eindruck auf mich.

«Hallo, Anni. Schön, dass du gekommen bist.» Karl wendet sich an die Frau neben Anni.

«Dann musst du Pia sein. Richtig?»

«Ja, richtig. Hallo.» Pia sticht sofort durch ihre magere Gestalt ins Auge. Sie trägt eine Mütze. Ihr Gesicht ist aschfahl und liegt in Falten. Die Hand, die sie Karl reicht, ist regelrecht ausgezehrt – unter der Haut zeichnen sich die Knochen ab. Erst als ich ihr in die tiefblauen Augen schaue, bemerke ich, dass sie keine Augenbrauen und Wimpern hat. *Ach Gott, die arme Frau …*

Die tiefe Stimme eines gut aussehenden Mannes, der soeben zur Tür hereinstolpert, reißt mich aus meinem Gedanken. «Hallo, sorry, dass ich zu spät bin. In der Klinik war der Teufel los. Ich bin Pitt.»

«Ich grüße dich, Pitt. Dann bist du kurzfristig für Lotte eingesprungen?»

«Ja, sie liegt immer noch mit Grippe im Bett.»

«Ich danke dir für deine Spontanität. Wenn dieser Platz nicht nachbesetzt worden wäre, hätte ich absagen müssen.»

«Hat ja noch funktioniert», sagt Pitt und fragt mich: «Ist hier noch frei?»

Mir war bis dahin gar nicht aufgefallen, dass ich allein an einem Tisch mit zwei Stühlen sitze.

«Natürlich. Setz dich.»

«So, wen haben wir hier noch?»

Karl dreht sich zu mir. «Du bist Isabella?»

«Ja, genau. Hallo. Ich freue mich, hier sein zu dürfen.»

«Darüber freue ich mich auch», sagt Karl und lächelt mich freundlich an.

«Gut, dann fehlt nur noch Jessica. Sie schrieb vorhin, dass der Stau sie wohl noch länger aufhalten wird. Macht aber nichts. Da sie schon zum zweiten Mal teilnimmt, kann ich euch bereits die ersten Informationen zum Ablauf und zum Haus geben.» Karl nimmt sich aus dem Regal am Fenster eine Tasse. Dann schenkt er sich aus einer großen Thermoskanne heißen Tee ein und setzt sich. «Ihr dürft euch gern bedienen. Es werden an jedem Tag heißes Ingwerwasser und Kräutertee bereitstehen. Nehmt euch bitte eine Tasse und wenn ihr Nirmala und ihrer Küchenfee die Arbeit etwas erleichtern wollt, dann behaltet den Tag über dieselbe Tasse. Hier liegen Stift und Klebeband. Klebt einfach euren Namen drauf und schon kann es keine Verwechslungen geben.»

Obwohl ich Durst habe, traue ich mich aus irgendeinem Grund nicht, es Karl gleichzutun.

«Magst du auch einen Tee?», fragt Pitt und ist schon im Begriff aufzustehen.

Kann der Gedanken lesen? «Gern, danke.»

Als sich die Teilnehmer wieder gesetzt haben, fährt Karl fort. «Ich werde euch wie versprochen nun ein paar Informationen geben, die für das Wochenende von Bedeutung sind. Dabei beziehe ich mich ausschließlich auf den von mir organisierten Teil. Zum Ablauf im Haus und insbesondere zur Versorgung wird Nirmala beim Abendbrot einen Einblick geben. Bei diesem Meditationsretreat geht es um Rückzug, wie das Wort schon so schön sagt. Wir wollen hier drei Tage in Ruhe und Abgeschiedenheit verbringen. Dazu werden wir viel Zeit auf dem Meditationskissen im Seminarraum nebenan sitzen. Einige Meditationen werde ich anleiten, andere erfolgen in völliger Stille. Außerdem habe ich Bewegungseinheiten in mein Programm aufgenommen. Hier treffen wir uns zum Beispiel schon vor dem Frühstück um sieben Uhr im Seminarraum und führen eine Bewegungsmeditation durch. Im Lauf des Tages biete ich euch Gehmeditationen im Garten an. Diese verbringt ihr zum Teil in Stille und zum anderen Teil mit einem Partner im Austausch über ein bestimmtes Thema. Für Samstag habe ich einen Tag des Schweigens geplant. An diesem Tag konzentriert sich jeder auf sich.» Karl nippt an seinem Tee. «Nach den Retreats, die ich seit vier Jahren durchführe, kristallisierten sich vier Grundaufgaben heraus, die ich euch gern mitgeben möchte. Die Erste lautet: Annahme. Umarme jede Situation. Die Zweite: Erkenne die Muster und durchbreche sie! Die dritte Aufgabe: Genieße die sich ergebende Weite! Und last but not least: Versprich dir, daran festzuhalten!»

Klingt ziemlich mystisch, jedoch werde ich es versuchen. Aber den ganzen Tag auf dem Boden sitzen? Ich weiß nicht, ob ich mir das richtig überlegt habe … Immerhin schmerzt der Rücken nach der Autofahrt schon wieder. *Nein, Bella. Red dir das nicht schon wieder schwarz. Probier es erst mal aus!*

«Da die Zeit jetzt schon recht fortgeschritten ist und wir pünktlich zum Abendessen wieder hier sein wollen, schlage ich vor, wir treffen uns in fünfzehn Minuten, das heißt um 17 Uhr, im Seminarraum für eine erste Meditation.»

Ich nutze die Zeit, um mich draußen etwas umzuschauen, und hole Schuhe und Mantel vom Zimmer. Durch die Wintergartentür gelange ich über drei Stufen in den Garten. Nah beim Haus steht die Linde, deren Größe mich schon bei der Ankunft erstaunt hat, rechter Hand befindet sich ein überdachter Unterstand mit jeder Menge Tischen und Stühlen. Ich gehe weiter und entdecke den Futterplatz für mindestens fünf Katzen. Ob sie auch im Haus sind?

Linker Hand steht ein Vogelhäuschen und zu dessen Fuß eine kleine Buddhafigur. Entlang an hochgewachsenem Buchs führt ein Weg weiter in den Garten hinein. Wie ein Sog zieht er mich an. Hier und dort lächelt eine Figur schelmisch aus den Büschen hervor oder schaut verträumt an mir vorbei. Ein Zirkuswagen mit blauen Fenster- und Türrahmen steht am Zaun zum Nachbargrundstück. Ich steige die Treppe zum Wagen hoch, um einen Blick hineinzuwerfen. An dem Tisch sitzt Karl. *Oh, Mist. Ich wollte nicht …*

«Na, Isabella? Möchtest du dir den Wagen anschauen? Ich steige immer hier draußen ab, damit ich zwischen den Einheiten Ruhe habe.» *Auweia, und ich störe ihn … Zum Glück haben wir noch nicht angefangen.*

«Nein, danke. Ich konnte von hier aus schon einiges sehen und wusste nicht, dass hier auch jemand unterkommt. Sorry.» Hektisch steige ich die vier Stufen hinab und setze meine Erkundungstour fort.

Der Garten ist riesig. Am Ende des Wegs befindet sich ein eisernes Tor. Ich werfe einen Blick darüber – dahinter liegt ein Feld und an dessen Ende beginnt der Wald. Lediglich eine Landstraße scheint die Landschaft zu durchschneiden. Die Autos darauf kann ich sehen, aber nicht hören. Diese Weite … ich kann sie kaum begreifen. Es ist fantastisch. Dieser Ort ist magisch und wunderschön.

Ein Glockenton unterbricht meine Gedanken. Es läutet dreimal. Auf meinem Weg zurück zum Haus entdecke ich eine Abzweigung, die geradewegs zu einem roten Gartenhäuschen führt. *Nein, Bella. Noch mal schaust du nicht durchs Fenster.* Schmunzelnd beeile ich mich.

Ein letzter Gedanke kommt auf, kurz bevor ich durch den Wintergarten zurück ins Haus husche. *Wie kann etwas so Verwinkeltes, scheinbar Unstrukturiertes und Wildes wie dieser Garten so viel Ruhe und Gelassenheit ausstrahlen? Oder ist es genau das? Weil die Dinge sein dürfen, wie sie sind, und darin die Ordnung besteht? Scheinbar hat alles auch seinen Platz. Auf alle Fälle muss ich mir den zweiten Teil des Gartens noch einmal in Ruhe anschauen.*

Als ich den Seminarraum betrete, sitzen die anderen bereits auf ihren Plätzen. Ich nehme mir eine

Yogamatte und ein Meditationskissen aus dem Regal neben der Tür.

«Nimm dir gern noch eine Decke mit. Manchmal fängt der Körper an zu frieren, wenn er zur Ruhe kommt», sagt Karl.

Also klemme ich mir die Matte unter den Arm und greife nach einer Decke. Ein Platz am Fenster in der ersten Reihe ist noch frei. Achtsam lasse ich mich nieder. Karl sitzt im Schneidersitz. Es kehrt Ruhe ein.

«Ich möchte euch bitten, nun die Augen zu schließen. Richtet euch so ein, dass ihr bequem sitzt.» Karl schließt seine Augen. Seine Hände liegen ineinander gefaltet in seinem Schoß. Er atmet langsam ein und anschließend lange aus. Schließlich verändert sich sein Tempo. Karl spricht langsamer als zuvor, fast schon melodisch. Nach jedem Satz folgt eine kleine Pause. Der Klang seiner Stimme geht mir auf Anhieb ins Ohr. «Wir werden diese erste Meditation in Stille verbringen. Nehmt euch einen Augenblick Zeit, um auf eurem Kissen anzukommen. Fühlt in euch hinein. Nehmt euren Zustand wahr. Wie seid ihr heute hier?»

Stille.

«Atmet in eurem eigenen guten Tempo.» Er atmet selbst hörbar ein und nach einer gefühlten Ewigkeit lange wieder aus. «Stellt euch vor, ihr nehmt neue Energie auf und gebt alte, verbrauchte mit dem Ausatmen ab.»

Ich versuche mich darauf zu konzentrieren, aber irgendetwas stört mich. Gedanken an die letzten

Monate und vor allem an den Streit mit Paul tauchen plötzlich auf. Bis jetzt war ich durch die neuen Eindrücke und Gesichter abgelenkt – mit der Fokussierung auf mich selbst setzt sich das Gedankenkarussell sofort in Bewegung. *Was mache ich eigentlich hier? Sollte ich nicht zu Hause bei meiner Familie sein? Den Streit mit Paul klären? … Ob dort alles glatt läuft? … Was, wenn ich noch mal mit dem Brunkholz spreche? Ob er mir meine alte Stelle zurückgeben würde, wenn ich nächste Woche wieder da wäre?*

Bella!, schreit eine andere Stimme in meinem Kopf.

Ich schüttle ihn kräftig.

Was soll das? Du bist hier und das ist gut so. Du kümmerst dich jetzt um dich, und zwar ausschließlich! Alle anderen kommen auch ohne dich klar, und der Ärger mit Paul renkt sich wieder ein. Ihr könnt das in Ruhe klären, wenn du wieder zu Hause bist. Du bist gerade abkömmlich. Kapier das endlich!

Etwas beschämt von meiner inneren Stimme öffne ich kurz die Augen und schaue mich um.

Karl sitzt wie eine Statue schräg vor mir und scheint weggetreten zu sein. Pitt und Anni haben ihre Matten in der Reihe hinter mir. Anni tippt nervös mit den Fingern auf ihre Knie. Weiter hinten im Seminarraum haben Pia und Gustav ihre Lager aufgeschlagen. Pia liegt auf dem Rücken. Sicher hat sie Schmerzen beim Sitzen. Mein Rücken tut auch wieder weh. Das Zeitgefühl habe ich längst verloren. Außer dem kleinen Wecker, den Karl vor sich stehen hat, gibt es hier keine Uhren. Als er zum Sprechen ansetzt, fühle ich mich ertappt und schließe schnell wieder die Augen.

«Lasst die alte Energie gehen. Stellt euch vor, sie würde mit jedem Ausatmen durch euch hindurch in die Erde sickern. Haltet sie nicht fest. Haltet nichts zurück. Lasst los und saugt anschließend neue, frische Energie mit eurem Atem ein.» Erneut holt er tief Luft und atmet deutlich hörbar aus. «Nehmt jeden Gedanken an, der kommt.»

Nein, da habe ich gar keine Lust drauf. Ich möchte nicht den alten Kram durchkauen. Jetzt wünsche ich mir Erleuchtung und einen Plan, wie es weitergehen soll. Vielleicht habe ich mir etwas vorgemacht und dieser Meditationsquatsch ist doch nichts für mich.

«Packt eure Zweifel für die Zeit des Meditierens beiseite», sagt Karl und ich frage mich, ob er auch Gedanken lesen kann.

Also konzentriere ich mich auf meinen Atem. Lange ein, um neue Energie aufzunehmen … und dann raus mit dem alten verbrauchten Zeug. Nach ein paar tiefen Zügen in meine Lunge entspannt sich mein Körper und mit ihm beruhigen sich auch die Gedanken. *Nur atmen und sitzen …*

Nach einer gefühlten Ewigkeit der Stille meldet sich Karl leise zu Wort. «Kommt nun langsam zurück. Diese erste halbe Stunde der Ruhe und des Einkehrens ist wichtig. Ihr werdet mit jeder Meditation mehr zu euch selbst finden.»

Mein linkes Bein kribbelt. Ich kann mir ein Lachen nicht verkneifen. Als ich mich umdrehe, sehe ich, dass Pia eingeschlafen ist. Gustav streichelt ihr vorsichtig über den Oberarm und sie schreckt hoch.

«Oh, verdammt! Entschuldigt. Es war ein langer Tag. Ich werde mich auf mein Zimmer zurückziehen.»

Karl reagiert verständnisvoll: «Mach das, Pia. In einer halben Stunde gibt es Abendbrot, wenn du magst.»

Pia winkt ab und verlässt den Raum. Jetzt merke auch ich, wie geschafft ich bin. Mich überkommt eine Art Ohnmachtsgefühl. Meine ganzen Fragen tauchen plötzlich wieder auf. *Was, wenn ich nicht herausfinde, was mich glücklich macht? Was, wenn ich keine Träume mehr habe? Warum hört dieses Fragenkarussell nicht auf sich zu drehen?* Mein Körper wird von einer dieser Traurigkeitswellen erfasst. Schnell lege ich meine Sachen zusammen.

«Du kannst für morgen alles liegen lassen, Isabella», sagt Karl zu mir.

Eilig verlasse ich den Seminarraum. Ich spüre das tiefe Bedürfnis, allein zu sein. Auf meinem Zimmer angekommen werfe ich mich aufs Bett. Durchs Dachfenster kann ich den wolkenverhangenen Himmel sehen. Zugezogen und grau bewegt sich kaum etwas. Ein Vogelschiss direkt auf die Scheibe lässt mich kurz erschrecken. *Na klar, drauf geschissen.*

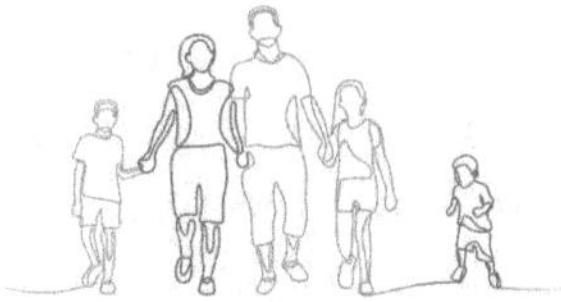

23

Obwohl ich keine Lust auf Gesellschaft habe, gehe ich zum Abendbrot. Mein Magen knurrt und ich möchte Nirmala nicht verpassen. Die anderen, mit Ausnahme von Pitt und Pia, sitzen schon auf ihren Plätzen. Ich nehme wieder an dem Tisch mit den zwei Stühlen Platz und hoffe, dass Pitt sich einfach zu den anderen setzt, jetzt, da Pia nicht kommt.

Es ist 18 Uhr und Nirmala erscheint pünktlich in einem roten Gewand. Sie wirkt auf mich wie eine spirituelle Inderin. Ihr langes Haar fällt in leichten Wellen über ihre Schultern.

«So, ihr Lieben», setzt sie an, als plötzlich die Tür zum Wintergarten aufgerissen wird. Eine Frau meines Alters in einem hippen bunten Mantel stürmt in den Speiseraum.

«Sorry, dass ich zu spät bin! Tut mir leid, aber die Autobahn war *brechend* voll – und dann auch noch diese Schleicher auf der Überholspur! Nun haben wir schon nicht überall ein Tempolimit und trotzdem fahren einige, als ginge es nicht schneller als 130 Stundenkilometer. Ach so, vielleicht sollte ich mich vorstellen. Moin, ich bin Jessica. Ihr könnt aber auch Jessi sagen.»

Nirmala hört sich die Ansprache geduldig an, doch Karl unterbricht Jessica schließlich. «Nun setz dich mal hin. Nirmala wollte uns gerade begrüßen.»

«Ach so, oh, Entschuldigung.» Jessica setzt sich auf den freien Stuhl an meinem Tisch.

Och nö, ich will keine Gesellschaft … und dann auch noch so ein aufgedrehtes Huhn. Soll ich doch lieber gehen?

Nirmala klatscht in die Hände. «So, dann einfach noch mal: Ich heiße euch herzlich in meinem Seminarhaus willkommen! Es ist schön, dass ihr alle den Weg hierher gefunden habt. Wir befinden uns im alten Pfarrhaus des Orts, an das sich ein wunderschöner Garten anschließt. Wenn ihr da durchgeht, könnt ihr über einhundert Jahre alte Buchsbüsche entdecken und zahlreiche Weißdorngewächse. Am Ende befindet sich eine kleine Gartenpforte. Sie ist nicht abgeschlossen. Ihr könnt gern hindurchgehen, um die Weite des Landes zu spüren.»

Was ist das nur? Diese Frau strahlt eine solche Herzenswärme aus. So etwas habe ich noch nie erlebt. Es ist magisch.

Nirmala erzählt uns von ihrem sozialen Engagement in der Umgebung und von dem Verein, den sie für indische Kinder gegründet hat. Sie berichtet davon, dass sie 1983 ihr zweites Zuhause bei den Eremiten und Eremitinnen vom Ananda Ashram und dem Nachbarashram Shantivanam gefunden hat. Ich bin fasziniert. Besonders als sie von den Kindern Indiens erzählt, glänzen ihre Augen, strahlen richtig. Es ist spürbar und man sieht, wie wichtig ihr die Sache ist, dass es eine Herzensangelegenheit für sie ist.

«So, nun aber ein paar Informationen zur Versorgung: Zum Frühstück halten wir es so, dass ich euch kleine Zettel gebe. Darauf findet ihr mein Angebot. Bitte schreibt euren Namen oder den eures Zimmers drauf und kreuzt dann an, was ihr gern haben wollt. So bekommt jeder sein individuelles Frühstück.»

«Ob sie die Brötchen auch in kleine Happen schneidet?», fragt mich Jessica für meinen Geschmack etwas zu laut.

Ich ziehe die Augenbrauen hoch und werfe ihr einen verächtlichen Blick zu. Offensichtlich hat sie verstanden, dass ich die Frage unangemessen und peinlich finde, denn sie reißt die Hände nach oben. «Wollte nur einen Scherz machen. Ist ja gut.»

«Ich vergaß zu erwähnen», setzt Nirmala fort, «Frühstück gibt es um acht Uhr. Zum Mittagessen werdet ihr von einer ayurvedischen Köchin bekocht. Das Essen ist vegetarisch. Wenn sich jemand von euch ausschließlich vegan ernährt oder Allergien hat, sollte das vorab mit Edith besprochen werden.»

Jessica hebt sofort den Arm. «Ich vertrage keine Kuhmilch. Habt ihr wieder Alternativen besorgt?»

Fragend blicke ich sie an. Warum muss die sich so in den Vordergrund drängen?! Hätte sie doch locker auch morgen früh noch fragen können … oder einfach mit Edith besprechen, wie Nirmala gesagt hat. Ich dachte wirklich, ich hätte dieses Wochenende kinderfrei, aber diese Frau benimmt sich gerade wie mein Jüngster, wenn er Aufmerksamkeit einfordert. Nirmala aber bleibt die Ruhe selbst.

«Aber natürlich, Jessi. Wir haben für dich wieder Mandelmilch besorgt.» Nirmala zwinkert mir zu. «Am Nachmittag werden wir euch mit selbst gebackenen Köstlichkeiten verwöhnen und wer mag», sie schaut Jessi an, «bekommt eine starke Tasse Tee oder einen entkoffeinierten Kaffee dazu. Das Abendbrot reichen wir in Buffetform, ergänzt durch eine Suppe.»

«Also, verhungern werden wir schon mal nicht», sagt Pitt grinsend und reibt sich die Hände.

«Glaubt mir – ihr werdet die Energie brauchen. Hier schon mal die Zettel für das Frühstück morgen. Und nun darf ich euch noch Edith vorstellen.» Nirmala zeigt mit der Hand in Richtung Küche und es erscheint eine kleine Frau mit dunklen, kurzen Haaren und einer bunten Schürze.

«Hallo, ich bin Edith und für die Küche zuständig. Nirmala hat euch ja soweit bereits alles erklärt. Wenn ihr spezielle Wünsche oder Anregungen habt, dann kommt gern auf mich zu.» Daraufhin verschwindet Edith wieder in der Küche und kommt gleich darauf mit einem großen Topf voll duftender Suppe zurück. «Kürbis mit Süßkartoffel», erklärt die Köchin in Kürze und fragt: «Wer möchte gern?»

Natürlich springt Jessica als Erste auf. Sie zieht die Schultern hoch und beugt sich zu mir herunter. «Wer zuerst kommt, mahlt zuerst.» Dann dreht sie mir den Rücken zu und stolziert zu Edith.

Bla, bla … furchtbar, dieses Phrasengedresche. Und das Beste kommt zum Schluss. Wie diese Frau mich schon jetzt nervt!

Beim Essen kehrt allmählich Ruhe ein, nur Jessica ist ununterbrochen am Plappern. «Wo kommst du her?»

«Aus Mecklenburg-Vorpommern.»

Ungefragt holt sie aus. «Ich komme aus Köln. Bin erst vor zwei Jahren hingezogen. Vorher hab ich in Berlin gewohnt. Daher kenne ich auch Karl. Wie alt bist du? Was machst du beruflich?»

Ich rutsche nervös auf meinem Stuhl herum. Diese Frau ist so offensiv … Lediglich mein Anstand verbietet es mir, den Löffel in den Suppenteller zu werfen und das Weite zu suchen. Die aufsteigende Wut über die mir nicht vergönnte Ruhe breitet sich schnell aus und ich weiß nicht, wie lange ich die freundliche Miene noch aufrechterhalten kann. «Ich bin neununddreißig Jahre alt und Lehrerin. Hierher bin ich gekommen, um etwas Ruhe zu finden.»

«Oh, und ich quatsche dich in einer Tour voll. Sorry.»

Offensichtlich steckt doch etwas Empathie in ihr, denn wir genießen unser Abendbrot ab jetzt ohne jegliche Unterhaltung, auch wenn ich ihrer gesteigerten Nervosität entnehme, dass es für sie beklemmend sein muss, nicht zu kommunizieren. Nachdem Jessica ihre Suppe schnell ausgelöffelt hat, setzt sie sich kurz neben Karl. «Habe ich wieder das Zimmer zum Hof hinaus? Du weißt doch, dass ich mit der Straßenlaterne vorn ein Problem habe.»

«Ja, das haben wir bedacht. Komm mal ganz in Ruhe an. Wir sehen uns dann morgen um sieben auf der Matte.»

«Ist die Bewegungsübung wieder freiwillig?»

«Ja, Jessi. Sie ist freiwillig.» Karl muss lachen. «Aber zur Bewegungsmeditation um 7:30 Uhr bist du bitte da.»

«Alles klar. Gute Nacht euch allen.» Jessi schenkt mir ein für ihre Verhältnisse schüchternes Lächeln und verlässt den Speiseraum.

«Ich werde mich dann auch mal zurückziehen. Gute Nacht und bis morgen.»

«Gute Nacht», rufen mir die anderen zu.

Es ist inzwischen dunkel. Der Schein der Straßenlaterne dringt in mein Zimmer und lässt mich nicht sofort einschlafen.

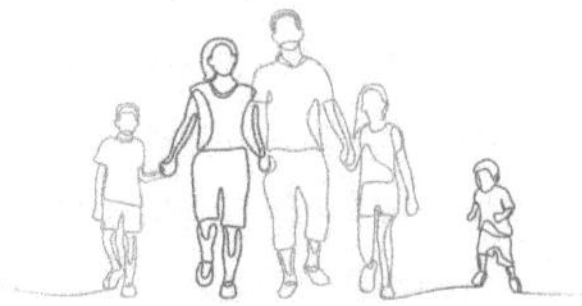

24

Nach einer durchwachsenen und traumlosen Nacht wache ich am Freitag schon vor dem Weckerklingeln gegen sechs Uhr auf. Mein Rücken schmerzt. Ich hätte mein Kopfkissen mitnehmen sollen, wenn schon die Matratze nicht meine eigene ist.

Nach einem kurzen Badezimmeraufenthalt klopfe ich an die Tür zum Nachbarzimmer. Anni bat mich gestern Abend noch darum, ihr ein Zeichen zu geben, wenn ich fertig bin, denn wir teilen uns ein Bad. Ich ziehe mir meine dunkelgraue Jogginghose an und schleiche die Holztreppe hinab. Karl ist schon im Seminarraum und bereitet die Technik vor.

«Guten Morgen. Heute mit Musik?», begrüße ich ihn.

«Guten Morgen, Isabella. Ja, die Bewegungsmeditation folgt einem bestimmten Takt.»

«Du kannst im Übrigen gern Bella sagen.»

«Okay, Bella.»

Ich bin gespannt und gehe zu meinem Platz. Pia, Anni und Gustav treffen kurz nach mir ein.

«Für die Einheiten vor dem Frühstück schiebt ihr eure Matten bitte beiseite – die brauchen wir erst für die Schlussentspannung.»

Nachdem wir uns in der Mitte des Raums Platz geschaffen haben, fangen wir mit der Übung an. Karl fordert uns auf, uns wach zu klopfen. Er beginnt damit, sich mit den Fingerkuppen den Kopf zu klopfen. Dabei bewegt er die Hände von der Scheitelkrone erst hinab in Richtung Nacken und dann an den Seiten über den Ohren zurück bis zur Stirn. Wir tun es ihm gleich.

«Klopft nur so fest, wie es euch guttut. Gerade das Gesicht ist sehr empfindlich.» Offensichtlich habe ich anfangs etwas zu viel Druck ausgeübt, da mein Jochbein schmerzt. Nun halte ich mich etwas zurück und klopfe die übrigen Stellen meines Gesichts äußerst sanft ab. Das tut gut. Es fühlt sich belebend an. Als wollte mich jemand wachrütteln.

Karl setzt sein Programm fort. Nun ist der Schulter- und Nackenbereich dran. Er wechselt die Art des Klopfens und nutzt nun seine flache Hand, um sich vom Schlüsselbein langsam in Richtung Nacken vorzuarbeiten. Diesem Teil des Körpers schließen sich die Arme an. Ich spüre jeden einzelnen Schlag auf meiner Haut und genieße diese Art von Massage. Mit geschlossenen Augen arbeiten wir uns über den Oberkörper hin zum Rücken, bis nur noch die Beine übrig sind.

Als der letzte Schlag ausgeführt ist, fordert Karl uns auf: «Spürt in euch hinein! Wie fühlt sich euer Körper jetzt an?»

Es kribbelt überall. Mein Leib befindet sich auf eine besondere Art und Weise in Bewegung. Es ist, als würde wieder Energie durch meine Adern fließen. Karl reibt seine Handflächen aneinander, dann beginnt er seinen Körper damit abzustreifen. Gerade so, als wäre er aus einem Schwimmbecken gestiegen und wollte nun das überschüssige Wasser loswerden. Immer wieder reibt er sich die Hände und streift dann den nächsten Bereich ab, bis nur noch der Kopf übrig ist. Ein letztes Mal fährt er sich über das Gesicht in Richtung Stirn bis zur Scheitelkrone. Abermals tun wir es ihm gleich.

Mich beschleicht das Gefühl, dass ich Altes abstreife. Es hat etwas von Loslassen. Nach der Übung fühle ich mich gereinigt, frisch und bereit für den Tag.

Die Tür geht auf – Pitt und Jessica betreten den Seminarraum.

«Schön, dass ihr es rechtzeitig zur Bewegungsmeditation geschafft habt. Stellt euch nun bitte alle in ausreichendem Abstand zueinander auf, Blick Richtung Fenster. Ich mache euch die Bewegungen vor. Da sie sich ständig wiederholen, lassen sie sich einfach merken», weist Karl uns an. «Legt beide Hände aufs Herz. Im Takt geht ihr einen Schritt nach vorn und streckt dabei den Arm aus. Ob die Handfläche dabei nach oben zeigt und damit einladend wirkt oder ob sie nach vorn zeigt und ihr damit eine Art Stopp ausdrückt, ist euch überlassen. Hört auf eure Intuition. Danach gehen der Arm und das Bein zurück und die linke Seite folgt. Es gibt insgesamt vier Sequenzen. Norden, nach vorn, dann Osten und Westen, wir gehen abwechselnd nach rechts und links, und dann Süden, wir gehen einen Schritt zurück. Die letzte Sequenz nennt sich Circle. Hier durchlaufen wir alle Himmelsrichtungen nacheinander. Lasst uns starten.»

Bevor die Musik einsetzt, ertönen vier Takte mit einer Art Rasseln. Karl legt beide Hände aufs Herz und schließt die Augen. Ich nehme seine Position ein.

«Manch einer betrachtet die Himmelsrichtungen in dieser Übung auch als Zukunft, Gegenwart und Vergangenheit», ergänzt Karl leise. Als die sphärischen Klänge einsetzen, verfällt er in einen achtsamen Wiegeschritt.

Mit meinen dicken grauen Wollsocken gleite ich sanft über die Holzdielen. Instinktiv zeigt meine Handfläche nach vorn. Mein Körper spannt sich an.

Vor mir liegt die Zukunft. Warum wehre ich sie ab? Warum halte ich sie mit meiner ablehnenden Hand auf? Sollte ich sie nicht willkommen heißen? Habe ich Angst vor dem, was da kommen mag?

Bewusst verändere ich die Position der Hand mit dem nächsten Schritt. Mit jedem Paukenschlag, der dezent im Hintergrund der Melodie ertönt, halte ich die Hand offener und hole sie mit einer einladenden Geste zurück ans Herz.

Nach einigen Minuten ist es still. Karl steht schräg vor mir. Die Hände auf der Brust. Den Blick gesenkt. Nach einer kurzen Pause setzt die Musik erneut ein und mit dem ersten Ton fängt Karl an, eine einladende Geste mit einem großen Schritt nach links zu machen. Als er nach rechts wechselt, setze ich ein. Wieder beginne ich intuitiv mit der ablehnenden Haltung und bemerke, dass mein Körper sich noch mehr versteift.

Gegenwart! Hier und jetzt. Warum stehe ich dem so negativ gegenüber? Warum lasse ich die Dinge nicht an mich ran? Warum kann ich nicht hier verweilen? Warum immer diese Schlenker in die Vergangenheit und Zukunft? Kann ich gerade vollkommen hier sein? Aber hey, habe ich nicht schon viel erreicht? Immerhin bin ich jetzt hier und kümmere mich um mich …

Gedankenverloren verpasse ich das Ende der Sequenz. Als ich es bemerke, lege ich meine Hände aufs Herz. In meinem Hals ist wieder dieser Kloß. Schon setzt die nächste Sequenz ein. Der Blick geht jetzt dem Arm folgend nach hinten. Klare Ablehnung zeigt sich in meinem steifen Arm, der der Vergangenheit sehr eindrucksvoll die Handfläche und damit ein klares *Du kannst mich mal, bleib bloß weg von mir* präsentiert. Als ob das Zeichen noch eindeutiger werden könnte, spannen sich meine Finger fest an. Plötzlich spüre ich, wie viel Traurigkeit mit meiner Vergangenheit verbunden ist und dass ich nicht in der Lage bin, auch nur einmal die einladende Geste zu zeigen. Mir fallen plötzlich Situationen aus der Kindheit und meiner

Jugend ein, die mich zutiefst verletzt haben. Menschen, die mein Vertrauen missbraucht und meine Gutmütigkeit ausgenutzt haben. Spontan kommen mir Situationen aus dem Studium in den Kopf, an denen ich fast verzweifelt wäre. So oft habe ich gefühlt, dass ich es nicht schaffe, dass ich den Anforderungen nicht gerecht werde, dass ich im Grunde ein Nichts bin. Die Tränen laufen mit jedem neuen Schritt, den ich im Takt der Musik hinter mich setze, und jeder Begebenheit des Scheiterns und Zweifelns, die mir dabei in den Sinn kommt. Wie zahlreiche kleine Ausschnitte aus dem Leben einer Frau, die nie wirklich etwas im Griff hatte, läuft der Film ab.

Als mir die Situation mit Oskar in der Küche einfällt und damit dieses Gefühl von Hass auf mein eigenes Kind, erstarre ich. Ich stehe in diesem Raum und blicke aus dem Fenster. Mein Körper brennt. Der Hals ist zugeschnürt. Es ist nicht zu ertragen. Ich renne los, ergreife die Flucht. In meinem Zimmer werfe ich mich aufs Bett und weine hemmungslos. Lass alles raus. In all diese quälenden Gedanken schleicht sich nun auch noch Scham – ich schäme mich vor mir selbst.

Warum habe ich mich nicht gewehrt? Warum habe ich Dinge mit mir machen lassen, die ich nicht wollte? Meine Seele hat geschrien, ich habe es gespürt. Aber die Angst vor Ablehnung war so überwältigend, dass ich das notwendige Selbstbewusstsein, meine Person und Interessen zu schützen, nicht aufbringen konnte. Warum sehe ich außerdem nicht die Dinge, die ich erreicht habe?

Mich überfällt ein weiterer Tränenschwall. Alles bricht aus mir heraus. Meine angezogenen Beine fest umklammert, liege ich in dem hellen Zimmer der keltischen Göttin.

Ein Sonnenstrahl fällt durch die Wolken und durchs Fenster genau auf mein Gesicht. Ich wische mir die Tränen aus den Augen und greife nach meinem Notizbuch. Kurz kommt mir Paul vor Augen, während er am Schreibtisch sitzt und meine persönlichen Gedanken liest. Schnell wische ich das Bild beiseite, um mich auf mich zu konzentrieren. Im Einband liegt der Zettel mit meinem Mantra. Ich sage es zweimal laut auf. Meine aufgewühlte Seele beruhigt sich langsam. Das Tränenmeer versiegt. Mir wird bewusst, was für ein langer Weg noch vor mir liegt – aber ich bin bereit, ihn zu gehen.

Das Klopfen an meiner Zimmertür reißt mich aus meinen Gedanken.

«Bella, magst du mit uns frühstücken?», höre ich die Stimme von Karl vor der Tür.

«Ja, ich komme gleich.» Ich warte, bis die alte Holztreppe knarrt und ich mir sicher sein kann, dass er nicht mehr vor der Tür steht. Den Anblick will ich niemandem zumuten. Ich husche ins Bad gegenüber und mache mich frisch.

Im Frühstücksraum riecht es nach Kaffee. Ein Thali, wie Nirmala ihre Frühstückskomposition nennt, steht noch auf der Anrichte. Der liebevoll gestaltete Teller erwärmt mein aufgelöstes Herz. So gut umsorgt zu werden löst ein Glücksgefühl in mir aus. Mein Magen kribbelt. Ich setze mich wieder an den Tisch für zwei Personen. Die anderen sitzen gemeinsam an einem großen Tisch. Noch habe ich kein Bedürfnis nach Gesprächen und bringe das für meine Verhältnisse auch deutlich zum Ausdruck. Zum ersten Mal in meinem Leben ist es mir egal, was die anderen wohl denken. Ich kann jetzt nicht anders.

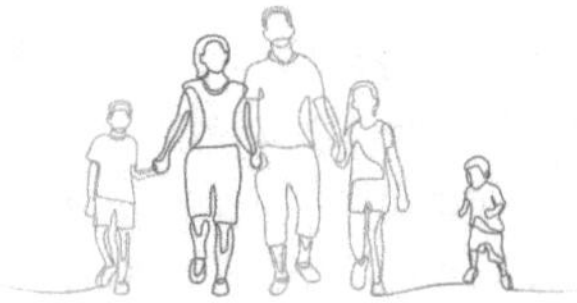

25

Es ist inzwischen halb elf und wir haben bereits die ersten zwei Meditationen nach dem Frühstück absolviert. Die richtige Sitzposition zu finden fällt mir noch schwer – mein Rücken tut nach kurzer Zeit sehr weh und ich muss mich häufig bewegen, um dem Schmerz entgegenzuwirken. Meine Konzentration ist dadurch gestört und ich bemerke, wie die Wut in mir aufsteigt. Andererseits lenkt es mich von den Fragen ab, die mich wieder so aus der Fassung bringen könnten.

Nun erteilt uns Karl eine Aufgabe, mit der der Vormittag abgeschlossen wird. «Sucht euch bitte jeweils einen Partner.»

Als ich mich umdrehe, haben sich Anni und Pia sowie Gustav und Pitt bereits gefunden. Ich schaue Jessi an. Sie formt einen Schmollmund und zieht die Schultern hoch. Na, dann bleibt mir wohl nichts anderes übrig. Augen zu und durch.

«Bei jedem Austausch an diesem Wochenende ist es wichtig, die Grundregeln der achtsamen

Kommunikation einzuhalten. Ich möchte, dass ihr aktiv zuhört. Das heißt, ihr klärt zunächst, wer von euch mit Sprechen beginnt. Dann erhält der Sprecher Gelegenheit, zum aktuellen Thema all das zu sagen, was er möchte. Gern könnt ihr euch vorab auch einen Augenblick der Stille gönnen, um zu überlegen, was das sein kann. Dann teilt ihr eure Gedanken mit dem Zuhörer. Dieser darf während der Redezeit keine Nachfragen stellen.»

Ob Jessica das hinbekommt? Ich habe da so meine Zweifel … Über meine Schulter blickend muss ich schmunzeln.

«Der Sprecher gibt dem Zuhörer ein Zeichen, wenn alles gesagt ist. Gern darf dieser den Kern dessen, was der Sprecher ihm zuteilwerden ließ, zusammenfassen. So hat der Sprecher die Möglichkeit zu hören, ob das Gesagte in seinem Sinne ankam. Bitte haltet euch als Zuhörer auch mit übermäßigen Reaktionen zurück. Einfach zuhören.»

«Wie lautet das Thema?», platzt es aus Jessica heraus.

Karl lächelt sie an. «Das erste Thema ist eine Frage. Sie lautet: Warum bin ich hier?

Ihr dürft dazu gern in den Garten gehen. Nehmt euch die Zeit und tankt frische Luft. Wir finden uns zum Mittagessen um zwölf wieder hier ein.»

Kurz darauf treffen Jessica und ich uns dick eingepackt unter der Linde. Die Sonne scheint zwar, aber ein kalter Wind fegt durch den Garten. Jessica bittet mich ohne Umschweife, anzufangen.

Das hätte ich nicht erwartet, aber ich nehme das Angebot an und gönne mir einen Augenblick, um die Frage kurz zu überdenken.

Warum bin ich hier?

«Hm … Ich bin hier, weil ich mehr und mehr das Gefühl habe, an einem Punkt in meinem Leben angekommen zu sein, an dem sich vieles verändern muss», beginne ich und fahre, ohne zu überlegen, ob ich so viel tatsächlich preisgeben möchte, fort: «Ich bin seit mehreren Monaten krankgeschrieben. Meine Rückenschmerzen wurden immer schlimmer und auch die Migräneattacken kamen in immer kürzeren Abständen. Habe einfach die Nerven verloren. Ich bin Lehrerin und mag meinen Beruf. Auch die Verantwortung als stellvertretende Schulleiterin mag ich. Ich bin gern verantwortlich. Aber das hat man mir weggenommen. Ich soll ab nächstem Schuljahr an einer anderen Schule unterrichten. Ich bin dann wieder als Lehrerin eingesetzt. Meine drei Kinder und mein Mann sind gleichzeitig Anker und Stress. Es gibt Tage, an denen ich das Gefühl habe, es niemandem recht machen zu können. Mein jüngster Sohn hat mir noch vor einem halben Jahr sehr eindeutig gespiegelt, dass ich krank bin. Er war so wütend bei allem, was ihm nicht in den Kram passte. Er reagierte immer so aggressiv auf mich, hat mich sogar verletzt. Dabei war *ich* es wohl, die Wut ausstrahlte und keine Nerven für Diskussionen hatte. Würde ein Erwachsener mit *mir* so umgehen, würde ich die Flucht ergreifen. Aber er ist erst vier und kann nicht weglaufen. Rebellion ist seine Art, mit der Situation umzugehen. Seit ich zu Hause bin, hat es sich schon gebessert. Wir geraten seltener aneinander. Ich höre jetzt seine Bedürfnisse und habe Zeit, mit ihm auszuhandeln, wie es laufen kann, wenn er meine Bedürfnisse missachtet. Und trotzdem brauchte ich den Abstand. Dieses Retreat gibt mir die Möglichkeit, durchzuatmen und mich tatsächlich nur um mich zu kümmern. *Ich* zu sein und zu erforschen, *wer* ich bin. *Was* will ich sein? *Wie* will ich sein? *Welche* Träume habe ich? Alles Fragen, auf die ich keine Antworten habe, und das macht mich sehr traurig, denn ich bin fast vierzig.»

Jessica bleibt stehen. Als ich mich zu ihr drehe, sehe ich, dass sie weint. Ich bin überfordert. «Entschuldige, hab ich etwas Falsches gesagt?»

Sie kramt in ihren Manteltaschen aufgeregt nach einem Taschentuch. «Verdammt!»

Ich reiche ihr eins. Ein leises Danke rutscht ihr über die Lippen, als sie kurz aufschaut. Wortlos gehen wir weiter in Richtung Gartenpforte. Auf der Bank am Feldrand sitzen bereits Anni und Pia, sind in ihr Gespräch vertieft. Daher biegen wir nach links ab und kommen vor der roten Gartenlaube zum Stehen. Etwas verunsichert versuche ich das Gespräch wieder aufzunehmen. «Wenn ich dir zu nahegetreten bin, tut es mir wirklich leid.»

Jessi atmet tief ein und hebt den Blick in Richtung Himmel. «Das bist du nicht.» Wieder muss sie schlucken. «Deine Worte haben mich nur sehr berührt.» Ihre Augen füllen sich erneut mit Tränen und sie ringt um jedes Wort. «Weißt du, ich bin aus genau diesem Grund auch hier. Ich bin sechsundvierzig Jahre und lebe nur für die Arbeit. Ich fühle diese Leere in mir und habe mich verloren … oder nie richtig gefunden. Für meinen Job tu ich alles. Ich funktioniere den ganzen Tag, reise viel, treffe interessante Menschen und erhalte gute Aufträge. Aber wer bin ich und will ich all das machen, bis ich umfalle? Erfüllt es mich? Ich habe keine Antwort auf diese Fragen. Dabei quälen sie mich. Wenn ich in Köln in meinem Hamsterrad renne, dann läuft es. Aber komme ich zur Ruhe …» Jessica streckt die Arme aus und ruft gen Himmel: «Ich habe keine Antwort!»

Ich bin beeindruckt, dass sie im Beisein einer Fremden so aus sich herausgehen kann.

«Zu dem, was du so erzählt hast, Bella, fiel mir ein Post ein, den ich neulich gelesen habe. Darin stand so in etwa: Wenn du versuchst, 100 Prozent im Job, 100 Prozent als Mutter, 100 Prozent als Hausfrau und 100 Prozent als Ehefrau zu geben, wirst du sicher nur eins sein: 400 Prozent Wrack.»

Wow, sie hat recht. Das kann nicht funktionieren, jedenfalls nicht ohne Verluste.

Mir fällt eine vielleicht dreißig Zentimeter große Buddhafigur aus grauem Stein ins Auge. Sie steht vor einem der Buchsbüsche und hält die rechte Hand abweisend vor ihrem Körper. Die linke liegt einladend vor ihrem Bauch. Sie lächelt mich zufrieden an – ihr Körper und der Umgang mit äußeren Einflüssen und Erwartungshaltungen scheint im

Einklang zu sein. Es kann also offensichtlich doch funktionieren.

Die Glocke läutet dreimal und wir machen uns auf den Weg zum Mittagessen. Es duftet im Speiseraum nach orientalischen Gewürzen. Edith steht bereit, um uns das köstliche Mahl zu kredenzen. Auf der Anrichte stehen bereits die kleinen Schälchen mit dem Nachtisch. Bei solch einem Anblick kann einem nur das Herz aufgehen. Jessica setzt sich zu mir an den kleinen Tisch und wir genießen in Stille unser Mittagessen. Als alle satt und zufrieden scheinen, richtet Karl erneut das Wort an uns.

«Wir werden jetzt zwei Stunden Mittagsruhe einlegen und sehen uns dann um 14:30 Uhr im Seminarraum.»

Ich nutze die Zeit für ein kleines Schläfchen. Kurz bevor ich die Augen schließe, denke ich an das Foto von meiner Omi und mir.

Ich werde meine Träume finden und sie mir erfüllen. Ich verspreche es dir.

Mit einem Lächeln im Gesicht schlafe ich erschöpft ein.

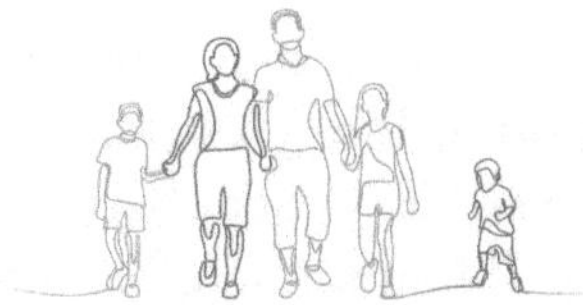

26

Ich befinde mich in einer Galerie. Es sind noch andere Menschen dort. Sie stehen vor den Bildern und sprechen darüber. Manch einer lacht. Andere schütteln den Kopf. Langsam gehe ich auf eines der Bilder zu. Ein Schreck fährt mir in die Glieder. Fassungslos halte ich meine rechte Hand vor den offenen Mund. Ich starre auf die Frau, die im Begriff ist, den Verstand zu verlieren. Sie hat sechs Arme und jeder erfüllt eine andere Funktion. Einer ist dabei, einen Fleck von einem Fenster zu wischen. Ein anderer streichelt einem kleinen Jungen den Kopf. Die dritte Hand hält eine männliche fest. Außerdem schreibt eine gerade einen Einkaufszettel. Auf dem fünften Arm sieht der aufmerksame Betrachter ein Tattoo «Let's do all these things», in der Hand bunte Kreide zwischen Daumen und Zeigefinger. Die sechste Hand zeigt abwehrend nach vorn.

Im Gesicht entdecke ich keine Emotion. Die Frau wirkt abwesend. Die leeren Augen starren den Betrachter gleichgültig an. Sie wirkt wie eine Maschine. Als ich meinen Blick abwende, entdecke ich weitere Motive der Frau in unterschiedlichen Funktionen, aber eines haben sie alle gleich: das emotionslose Gesicht.

Auf der gegenüberliegenden Seite hängen weitere Bilderrahmen. Sie sind leer. Ich werfe einen genauen Blick darauf, und plötzlich entstehen in der Mitte der Rahmen Fragezeichen. Ich drehe mich um. Die Gesichter der Frauen haben sich verändert. Die Augenbrauen sind leicht nach unten gezogen. Die Augen flehen mich förmlich an. Plötzlich verlassen alle anderen Besucher den Raum. Eine Stimme ertönt. «Gestalte deine Zukunft!»

Ein Handy klingelt. Verwirrt schlage ich die Augen auf und muss mich kurz orientieren. Es ist mein Telefon. Ich atme tief ein und nehme den Anruf entgegen.

«Bella?», höre ich Paul mit sanfter Stimme ins Telefon hauchen.

«Ja?», antworte ich leise.

«Ich möchte mich bei dir entschuldigen.»

Ich bin noch nicht ganz da und überrumpelt. «Okay …», ist alles, was ich sage.

«Es war nicht in Ordnung, in deinem Buch zu lesen. Es fiel mir quasi in die Hände, als ich nach einem Locher gesucht habe.»

Es ist beruhigend zu wissen, dass er nicht gezielt danach gesucht hat, und ich kann seine Neugier sogar verstehen. Fast schon komme ich mir schlecht vor, deshalb so einen Aufstand gemacht zu haben.

Kribbelte es mir gerade zu Beginn unserer Partnerschaft nicht selten wegen meiner starken Eifersucht in den Fingern, die Nachrichten in seinem Handy zu lesen.

«Weißt du, Bella, es ist einzig die Angst, dich zu verlieren. Diese ganzen Vorwürfe in deinem Buch gaben mir das Gefühl, an deiner Situation die Hauptverantwortung zu tragen. Ich möchte dich glücklich machen und lese dann, wie unglücklich dich unser Zusammenleben macht.»

Ich halte es nicht aus und falle Paul ins Wort. «Schatz, das ist doch aber gar nicht so. Du bist mein Anker. Ich liebe unsere Familie. All diese schlimmen Gedanken und Erklärungsversuche fallen wie ein Netz auf dich, wenn du dir dieses Buch durchliest. Aber was du dort nicht lesen kannst, ist, wie sehr ich dich brauche. Das Schreiben ermöglicht mir, Dinge loszulassen, um Platz für gute Gefühle zu schaffen. Ich schäme mich für manch schlimmen Gedanken und wollte ihn vielleicht auch deshalb noch nicht mit dir teilen. Die Therapie bringt viel ans Licht und ich finde gerade meinen Weg, damit umzugehen.»

Paul seufzt erleichtert. «Nimmst du meine Entschuldigung an? Ich verspreche dir, dass ich dein Notizbuch nie wieder auch nur in die Hand nehme.»

Ich merke, wie wohltuend diese Worte auf mich wirken. In diesem Moment würde ich Paul am liebsten in den Arm nehmen. «Natürlich verzeihe ich dir. Eine Sache ist mir aber mindestens genauso wichtig wie dass du die Finger von meinem Buch lässt.»

«Was auch immer es ist, sag es», bittet Paul.

«Ich möchte, dass du nie wieder gehst, ohne dich zu verabschieden. Auch nicht im Streit.»

«Ich verspreche es. Lass uns so nie wieder auseinandergehen. Ich liebe dich, mein Schatz.»

«Ich dich auch.» Der Blick auf die Uhr verrät mir, dass es Zeit wird, wenn ich nicht zu spät zur nächsten Meditation kommen möchte.

Mit Ausnahme von Pia sind alle anderen schon im Seminarraum. Es fällt mir schwer, Karls geführter Meditation zu folgen. Auch wenn sich die Sache mit Paul glücklicherweise wieder eingerenkt hat, der Traum beschäftigt mich und in mir steigt die Frage auf, ob ich stark genug bin, meine Zukunft aktiv zu gestalten. Je länger ich darüber nachdenke, umso mehr verfestigt sich die Annahme, dass ich bis zu diesem Punkt in meinem Leben immer eher gefolgt bin, als eigene Entscheidungen zu treffen. Gern habe ich mich für das Studium beworben, das meine Eltern und die Dame von der Berufsberatung mir vorgeschlagen haben, weil es eben gut zu mir passte. Wenn ich einen Freund hatte, ging es im Wesentlichen auch immer nur darum, das zu tun, was ihn glücklich machte. Da ich aus einem unerfindlichen Grund nie das Drängen verspürt habe, meine Bedürfnisse zu entdecken, spielten diese, wenn sie dann doch aufkeimten, nur eine untergeordnete Rolle.

Kann ich die Kraft aufbringen, erst herauszufinden, was mich glücklich macht, um es dann auch noch gegen mögliche Widerstände durchzusetzen? Was, wenn plötzlich doch die Familie infrage steht? Nein, Bella – wird sie nicht! Dafür hängst du viel zu sehr dran. Du hast dich aktiv für die Kinder und deinen Mann entschieden. Diese Entscheidung hat dir niemand vorgegeben. Du könntest ohne deine Familie gar nicht sein. Sie ist dein Leben. Nur gibt es vielleicht einfach Bedarf an mehr Freiraum, den du mit deinen ganz eigenen Dingen füllen kannst.

Über meinen Gedanken habe ich das Ende der Meditation verpasst.

«Wir werden jetzt eine Gehmeditation machen», sagt Karl. «Schiebt bitte alle Matten in die Mitte, sodass außen ein Bereich zum Gehen frei bleibt.»

Beim Aufräumen fällt mein Blick auf Jessica, die seit der Übung am Vormittag kein Wort mehr gesagt hat. Sie ist in sich gekehrt und würdigt die anderen keines Blickes. Wir stellen uns nun alle in einem Kreis auf.

«Es geht darum, langsam im Rhythmus eurer Atmung zu gehen. Macht kleine Schritte.» Karl zeigt uns den Ablauf.

Die Gruppe setzt sich langsam in Bewegung. Tief einatmend setze ich meinen rechten Fuß nach vorn. Beim Ausatmen verlagere ich mein Körpergewicht etwas wackelig auf das rechte Bein. Der linke Fuß folgt mit dem nächsten Atemzug, und so gehen wir gute fünfzehn Minuten im Kreis.

Obwohl jeder seinen eigenen Atemrhythmus hat, funktioniert die Gruppe miteinander.

Mein gesenkter Blick lässt in dieser Übung kleine Tiere auf den Dielen entstehen. Die Astlöcher sehen dabei aus wie Augen. Eines erinnert mich an das Faultier Sid aus *Ice Age*. Immer mehr unterschiedliche Tierarten ergeben sich, und unbemerkt schaffe ich so zum ersten Mal eine Übung, ohne dass in meinem Kopf wieder das Fragenkarussell angeworfen wird. Mit stolzgeschwellter Brust richte ich mich noch ein wenig mehr auf und genieße diesen Erfolg.

Nach der Übung stehen im Speiseraum Kaffee und Crumble bereit. Die Streusel auf dem Kuchen sind gut gebräunt und verströmen einen süßen Duft. Der starke Kaffee weckt die im Moment gechillten Geister in mir. Jessica sitzt nun wieder am großen Tisch bei den anderen. Gustav holt sich gerade Nachschlag, als er kurz stehen bleibt und entscheidet, sich nun zu mir zu setzen. «Du sitzt immer etwas abseits. Darf ich trotzdem?», fragt er recht vorsichtig.

«Klar, kein Problem. Setz dich ruhig», sage ich nicht nur aus Höflichkeit. «Warum bist du hier?», frage ich ihn, als er sich niedergelassen hat.

«Nun, ich bin seit ein paar Monaten Pensionär und alleinstehend. Karl wohnt in meiner Nachbarschaft. Er dachte wohl, das wäre was für mich.»

«Und? Hatte er recht?», frage ich neugierig nach.

«Ja, ich denke schon. Das Haus ist einzigartig, das Essen fantastisch und die Meditationen tun mir gut. Es ist schön, mal rauszukommen und neue Menschen kennenzulernen. Seit meiner Pensionierung ist es ruhig geworden. Das macht mir manchmal zu schaffen. Aber ich habe das Gefühl, dass jeder hier sein Päckchen zu tragen hat.»

«Ja, den Eindruck hab ich auch. Ich bin hier, um mal etwas zur Ruhe zu kommen und mich neu zu sortieren. Zu Hause nehme ich mir das häufig vor und dann passiert doch wieder das Leben. Ich habe drei Kinder, da ist allerhand los», gebe ich ungefragt zum Besten.

«Oh, meinen Respekt. Meine Frau und ich konnten leider keine Kinder bekommen. Aber so ist das halt.»

Karl bittet um Ruhe. «So, wer möchte, kann sich noch etwas die Beine vertreten. Wir treffen uns in einer halben Stunde im Seminarraum.»

Nach besagter halber Stunden treffen alle pünktlich im Seminarraum ein. Auch Pia ist diesmal wieder dabei. Sie wirkt immer sehr müde und nimmt ganz nach ihrem Befinden teil. Wieder beginnen wir eine Meditation im Sitzen, die überwiegend in Stille erfolgt. Ich versuche mich auf meinen Atem zu konzentrieren, um nichts anderes zuzulassen. *Einatmen … Ausatmen.* Nicht mehr und nicht weniger. Etwas verwundert stelle ich fest, dass ich nach ungefähr dreißig Minuten aus einer Art Trance erwache, die lediglich aus Atmung bestand. Über diesen Erfolg freue ich mich und schenke mir ein Lächeln.

«Ihr werdet nun eine zweite Runde des Austauschs durchführen. Sucht euch dafür bitte einen anderen Partner als beim letzten Mal.»

Wieder drehe ich mich um. Diesmal schaut Pitt mich direkt an und bedeutet mir mit seinem Zeigefinger, dass wir uns zusammentun sollten. Ich nicke. Wir ziehen uns warm an und gehen in den Garten. Das Thema, das Karl uns mit auf den Weg gegeben hat, lautet: Was bedeutet Rückzug für dich?

Diesmal tue ich es Jessica gleich und fordere Pitt direkt auf anzufangen. Er grinst und ahnt wohl, dass ich erst mal lauschen möchte, was er zu diesem Thema zu sagen hat.

«Okay …», beginnt er nachdenklich. «Rückzug bedeutet für mich, Abstand zu gewohnten Umständen zu bekommen. Ich bin Facharzt für Onkologie und arbeite in einem großen Klinikum. Da ich meinen Job liebe, könnte ich mir keinen besseren vorstellen. Allerdings ist es der von der Chefetage vorgegebene Umgang mit einigen Patienten, der mich häufig zweifeln lässt. Es ist teilweise fragwürdig, warum Patienten mit unheilbarem Krebs noch kurz vor ihrem Ableben eine Therapie verschrieben werden muss, obwohl davon auszugehen ist, dass auch diese sie nicht mehr retten wird. Ich gerate hier an Grenzen, die ich akzeptieren muss, wenn ich meinen Job behalten möchte. Deshalb brauche ich hin und wieder einen Rückzug aus diesem Teil meines Lebens, um mich davon zu überzeugen, dass ich noch ich bin. Kannst du das verstehen?» Pitt sieht mich fragend an.

Eigentlich geht es nicht darum, den Zuhörer ins Gespräch einzubinden, aber ich nutze die Frage als Auftakt für die Wiederholung des Gesagten. «Ich denke, dass ich das nachvollziehen kann. Du hast also Bedenken, dass du ohne Rückzug den Blick auf dich selbst verlierst und damit vielleicht sogar deine Ideale.»

«Das ist richtig. Warum brauchst du den Rückzug?»

«Ich versuche herauszufinden, was meine Träume sind. Im Moment fühlt es sich an, als wäre mein bisheriges Leben wie ein Film an mir vorbeigezogen und ich nur Statistin gewesen. Aber eben nicht im normalen Tempo, sondern mehr so mit achtfacher Geschwindigkeit … wie beim Vorspulen.» Wir müssen beide lachen. «Ich befürchte, dass ich das Leben nicht voll auskoste und es nicht nach meinen Bedürfnissen gestalte. Wenn ich morgen sterben würde, hätte ich kein erfülltes Leben gehabt, weil da noch so viel in mir ist, das gelebt werden möchte. Ich weiß nur noch nicht, was es ist. Es fühlt sich an, als würden zehn Rennpferde in ihren Startboxen mit den Hufen scharren und nur darauf warten, dass sich die Tore endlich öffnen. Deshalb brauche ich den Rückzug von allem. Es ist ein Perspektivwechsel auf die Person, die ich bin, wenn ich eine Auszeit von dem habe, was ich zu Hause verkörpere.» Ich bin stolz auf mein sprachliches Bild mit den Pferden. Es fiel mir immer schwer, Paul zu beschreiben, wie ich mich fühle. Jetzt habe ich ein Bild und sicher wird ihm das helfen, meine Gedankenwelt nachvollziehen zu können.

Pitt fasst meine Antwort zusammen. «Du fühlst dich in deiner gewohnten Umgebung manchmal wie eine Hülle ohne Inhalt. Im Rückzug erhoffst du dir, dich selbst zu finden, deine Träume zu identifizieren und mit einer Idee von ‹Das bin ich› zurückzukehren.»

Wow, das hat er gut getroffen. Zustimmend nicke ich. Wir schlendern noch etwas durch den Garten und unterhalten uns über die Jobs. Am Steinkreis hinter den Komposthaufen bleiben wir stehen. Der bemooste steinerne Oberkörper eines Drachen steht mit aufgerissenem Maul in der Mitte des Steinkreises.

«Scheint, als hätte er sich seinen Weg durch die Erde bis zu diesem Punkt gebahnt», fasst Pitt das Bild zusammen.

«Ja, genau. Und jetzt, wo er endlich angekommen ist, fühlt er sich wie neugeboren und schreit: ‹Seht ihr?! Ich habs geschafft!›», ergänze ich.

Wir schauen uns an und müssen lachen. Die Glocke läutet und wir treffen uns wieder im Seminarraum. Meine Hände sind kalt. Auf dem Weg nehme ich mir noch eine Tasse heißes Ingwerwasser mit und hoffe, dass wir heute nicht mehr allzu lange sitzen. Karl beendet das Programm mit einer kurzen geführten Meditation – im Sitzen – und läutet dann das Abendbrot ein.

Schon während des Essens bemerke ich meine Erschöpfung und ziehe mich direkt danach auf mein Zimmer zurück. Auf meinem Handy sind zwei verpasste Anrufe. Meine Tochter und mein Mann haben versucht, mich zu erreichen. Ich rufe zunächst Jette zurück. Schon nach dem ersten Klingeln geht sie ran.

«Hallo, Mama», sagt sie müde.

«Hallo, mein Schatz. Na, wie läuft es bei euch?»

«Oskar und Benno nerven. Sie sind nur am Zanken. Benno wollte dich unbedingt sprechen. Wir haben ihm gesagt, dass du schlecht zu erreichen bist. Aber er wurde sauer und hat die Tür geknallt. Nur blöd, dass Oskar hinter ihm hergelaufen ist. Deshalb hat er sie volles Brett gegen den Kopf gekriegt und geschrien. Papa hat dann Benno angeschrien und Oskar getröstet. Jetzt sind alle angenervt und wünschen sich, dass du schnell zurückkommst.»

«Ach Große, das tut mir leid. Ihr werdet das Problem sicher ohne mich gelöst bekommen. Wie geht es Oskar? Ist er verletzt?»

«Na ja, er hat schon eine ordentliche Beule auf der Stirn. Papa meinte, wir werden es mal lieber für uns behalten, damit du dir keine Sorgen machst. Er hat direkt gekühlt und Oskar hat sich schnell beruhigt.»

«Okay, das klingt gut. Ich mache mir keine Sorgen. Ihr müsst da jetzt einfach allein durch. Ich kann von hier aus nicht viel ausrichten. Magst du mir mal Papa geben?»

«Ja, kann ich machen. Warte kurz … er ist gerade nebenan.»

Im Hintergrund höre ich Paul fragen, ob Jette mich angerufen habe. Es raschelt – er hat das Telefon genommen.

«Hallo Schatz, na wie ist die Lage?»

«Jette hat doch sicher schon von unserem Zwischenfall berichtet. Es hat sich alles wieder beruhigt. Selbst Benno kam kurz vorm Abendbrot aus seinem Zimmer gekrochen und hat sich beim Kleinen entschuldigt. Alles halb so wild.»

«Ach schön, dann bin ich beruhigt. Ich würde jetzt nur ungern mit ihnen telefonieren wollen. Nicht dass ich so kurz vorm Schlafengehen noch das Ich-vermisse-meine-Mami-Gefühl wecke.»

«Ja, sehe ich auch so. Außerdem sind wir heute zum Fernsehabend verabredet. Sie ziehen sich gerade um und dann gibt es Trickfilm und Popcorn.»

«Wie ich sehe, lasst ihr es euch richtig gutgehen. Weiter so. Ich werde jetzt schlafen. Es war ein intensiver Tag», gebe ich gähnend zu.

«Schatz …» Pauls Stimme wird ernst. «Du kommst doch Sonntag zurück, oder?»

Er ist so süß, wenn er sich Sorgen macht. «So schnell werdet ihr mich nicht los. Ich liebe dich und die Kinder und freue mich auf euch.»

Kurze Zeit später falle ich in einen tiefen traumlosen Schlaf und werde erst durch das Klingeln meines Handyweckers am nächsten Morgen geweckt.

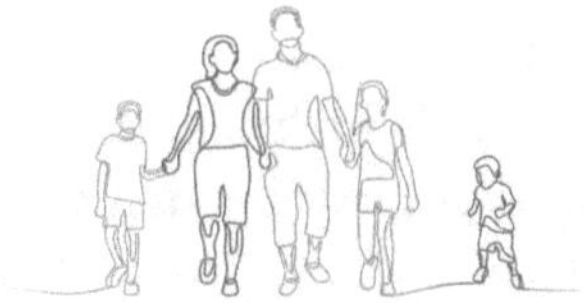

27

«Guten Morgen, und schön, dass ihr da seid», begrüßt uns Karl im Seminarraum. Wir starten mit ein paar Yogaübungen – Karl macht sie uns vor und wir machen sie nach.

Mir fallen diese Übungen relativ leicht. Beim Blick nach links und rechts sehe ich, dass es nicht jedem so geht.

Immer schön in Bewegung bleiben, schießt es mir durch den Kopf. Von der Problematik akuter Rückenschmerzen kann ja leider auch ich schon ein Lied singen, doch ich stelle fest, wie wohltuend die Dehnungen für meinen Rücken sind. Nach etwa zehn verschiedenen Verrenkungen leitet Karl die letzte Übung ein. «Kommt bitte in Rückenlage. Stellt das linke Bein auf den Boden und legt den rechten Fuß auf das linke Knie. Jetzt greift ihr nach dem linken Oberschenkel oder Schienbein – je nachdem, was sich für euch besser anfühlt. Der rechte Ellbogen liegt dabei am rechten Knie. Nun zieht ihr das linke Bein zu euch. Spannt den rechten Fuß gut an, denn der Ellbogen drückt nun das rechte Knie von euch weg. Ihr solltet eine Dehnung im rechten Oberschenkel spüren. Atmet wieder tief ein und geht mit der Ausatmung noch ein Stück mehr in die Dehnung. Noch zweimal und dann löst ihr den Griff langsam und achtsam auf.»

Hier und da ist ein Stöhnen zu hören.

«Nun wechseln wir noch auf die andere Seite.»

Die Übungen gefallen mir. Zum Abschluss setzt sich Karl im Schneidersitz auf seine Matte. «Solche Haltungen führen zu einer guten Selbstkontrolle über euren Körper. Ich habe sie auf Reha für mich entdeckt, weil der Fokus nicht auf dem Geist, sondern ausschließlich auf dem Körper liegt. Da ich mich sehr konzentrieren musste, damit es nicht wehtut und ich mich nicht verletze, war der Kopf für die Dauer der Übungen einfach mal ausgeschaltet. Mein Verantwortlicher auf der Reha begann diese erste Übungseinheit damals im Übrigen mit einer interessanten Begrüßung. Seine Worte sind ein Stück meiner Lebenseinstellung geworden. Er sagte uns, dass es hier für uns nur um eines geht, nämlich: ‹Liebe rein, Scheiße raus›. Und genau dazu darf der Geist nicht die ganze Zeit präsent sein. Daher spreche ich euch die Empfehlung aus, es zu versuchen. Lasst uns vor dem Frühstück noch die Bewegungsmeditation von gestern wiederholen.»

Mir ist eher danach, gleich zum Essen zu gehen. Mein Magen fängt schon an zu rebellieren.

Vermutlich ist es aber nur zum Teil Hunger und Angst mischt sich dazu … Angst, die diese Übung heute in mir auslöst. *Versuch es wenigstens. Abbrechen kannst du immer noch.* Und meine innere Stimme hat ja recht. Was habe ich zu verlieren?! Wir räumen unsere Matten beiseite und stellen uns mit Blick in Richtung Fenster auf. Es ist ein stürmischer Tag. Die blattlosen Sauerkirschbäume im Vorgarten biegen sich im Wind. Als ich meine Hände aufs Herz lege und der erste Takt einsetzt, wird mein Körper vom Nacken bis in die Zehenspitzen von einem Schauer erfasst. *Mist, Einsatz verpasst.* Zu Karl blickend schließe ich mich seinem nächsten Schritt an. Ich fokussiere die Musik. Der Viervierteltakt nimmt mich auf und geleitet mich durch die Bewegungen. Fast unbemerkt wird meine Hand weich. Meine Arme können die einladende Geste annehmen. Es erfüllt mich mit Glück, die Zukunft begrüßen zu können. In diesem Moment fühlt es sich so an, als ob ich mit jeder Armbewegung besondere Energie in mein Herz pumpe.

Die Musik verebbt. Wir stehen da. Mit den Händen auf unseren Herzen. Ich atme tief, aber ruhig. Ein Lächeln macht sich auf meinen Lippen breit.

Die Musik setzt wieder ein. Diesmal erwische ich den ersten Takt. Langsam wiegen wir uns nach rechts und links. Meine Hand ist abwehrend und erst gegen Ende schaffe ich es, die Handfläche zu öffnen und damit auch die Gegenwart anzunehmen. *Wie soll sich in der Zukunft alles nach meinen Wünschen ändern, wenn ich die Gegenwart nicht annehme?*

Wieder Pause. Die Vergangenheit ist an der Reihe. Ich fange an zu schwitzen. Trotz der wohlklingenden Melodie schaffe ich es nicht, zurückzuschauen. Den Blick abgewandt, die Hand steif und auf Ablehnung gepolt, stehe ich die Sequenz durch, wenn auch mit einem dumpfen Stechen in der Magengegend. Im Circle kommen dann wieder alle vier Himmelsrichtungen zusammen. Die Musik ist jetzt sehr viel beschwingter und wirkt durch das stetige Ansteigen der Lautstärke immer energetischer. Der hohe Synthesizer tritt etwas in den Hintergrund, während die dumpfen Töne intensiver klingen. Weil mein Fokus nun nicht mehr nur auf einer Richtung liegt, beschleicht mich das Gefühl, dass ich die Vergangenheit besser annehmen kann, wenn ich mir abwechselnd auch Gegenwart und Zukunft anschaue. Und so sind es die letzten Takte vor dem Ende der Meditation, die mich alle vier Himmelsrichtungen mit offenen Armen empfangen lassen.

Danach stehen wir noch ein paar Minuten da und halten unsere Hände aufs Herz. Mein Glücksgefühl für diesen ergreifenden Moment lässt die Tränen in Strömen über meine Wangen fließen. Wie zwei warme Flüsse rinnen sie über mein Gesicht. *Danke, dass du das zulassen konntest. Damit bist du einen großen Schritt gegangen, Bella,* höre ich meine innere Stimme mir bewundernd zuflüstern.

Karl sieht mich an. «Wie geht es dir, Bella?»

«So gut, wie lange nicht, Karl. Danke.»

Während des üppigen Frühstücks ergreift Karl das Wort. «Ich hatte eigentlich geplant, dass wir den heutigen Tag überwiegend im Schweigen verbringen. Doch habe ich bemerkt, dass ihr die Gehmeditationen im Garten ausgiebig für den Austausch miteinander nutzt. Meine Frage wäre daher, ob wir am Nachmittag spontan eine Wanderung zu einem nicht allzu weit entfernten mittelalterlichen Kloster machen wollen. Jeder könnte dann entscheiden, ob er im Schweigen wandert oder eben nicht. Nirmala würde uns Kaffee und Kuchen zum Kloster bringen und anschließend gehen wir zurück, sodass wir rechtzeitig zum Abendbrot wieder hier sind. Es ist zwar stürmisch, aber zumindest regnet es nicht.»

Die anderen fangen an zu tuscheln. Pia meldet sich zu Wort. «Ich weiß nicht, ob ich das schaffe. Wenn du sagst, wir sind erst zum Abendbrot wieder hier ... wie weit ist das denn?»

Karl schaut Nirmala fragend an, die gerade mit frischem Kaffee aus der Küche kommt. «Es sind ungefähr sechseinhalb Kilometer. Warum?»

«Ich denke nicht, dass ich das hin und zurück schaffe. Die Kraft für eine solche Wanderung haben sie mir mit der letzten Chemo genommen.» Pia schaut betreten zu Boden.

«Aber das ist doch kein Problem. Wenn du gern ein Stück mitgehen möchtest, dann gebe ich dir meine Handynummer – ich sitze hier eh auf Abruf, um euch den Kuchen zu bringen. Wenn du nicht mehr kannst, sammle ich dich einfach unterwegs auf und wir fahren gemeinsam auf ein leckeres Stück Kirschstreusel zum Kloster.»

Pia nickt zufrieden. «Vielen Dank. Das ist ein großartiges Angebot, das ich gern annehme.»

Nirmala zwinkert Pia zu und Karl atmet erleichtert auf, denn offensichtlich hatte er das bei seinem Vorschlag nicht bedacht. «Bevor ihr euch diesen besonderen Nachmittag gönnen dürft, sehen wir uns aber noch mal auf der Matte.»

Zum Glück hat Karl diesmal eine Übung im Liegen für uns. «Der Bodyscan ist eine Übung aus dem MBSR-Kurs.»

Ich erinnere mich, darüber in dem Buch über Selbstmitgefühl gelesen zu haben, kenne aber den genauen Ablauf nicht.

«Es ist eine Übung, die euch wieder in Kontakt mit eurem Körper bringen soll.»

Ich lege mir die Kuscheldecke über die Beine und den Bauch, da wir für etwa eine dreiviertel Stunde auf dem Boden liegen werden – ich möchte nicht anfangen zu frieren. Karl erläutert den Ablauf der Übung und startet dann am linken Fuß und dort am linken großen Zeh. Nach und nach benennt er jeden einzelnen Teil des Körpers und arbeitet sich langsam bis zum Kopf hoch.

Ich fühle nichts. Verzweiflung steigt in mir auf. Egal, an welcher Stelle des Körpers sich meine Aufmerksamkeit befindet – da ist nichts zu spüren. Meine Hände werden kalt. Nervös tippe ich mit den Fingerkuppen auf die Matte. *Wenigstens die spüre ich noch.* Am Kopf angekommen, empfinde ich plötzlich doch etwas. Als Karl meine Aufmerksamkeit mit seinen Worten auf meine Mundhöhle lenkt, habe ich das Gefühl, meine Zunge wäre riesengroß … fast als wäre sie zu groß und würde den gesamten Mundraum bis in den Rachen füllen. Mir wird kurz übel. Ich muss tief durch die Nase einatmen, um wieder Luft zu bekommen. Den Mund weit geöffnet, bewege ich meinen Unterkiefer hin und her. Mein aufgeregtes Herz beruhigt sich dadurch langsam wieder.

Wir nähern uns dem Ende. «Nun stellt euch vor, in eurer Scheitelkrone ist eine Öffnung. Ihr atmet durch diese Öffnung tief ein und durch eure Füße wieder aus. Bemerkt, wie der Luftstrom durch euren gesamten Körper fließt. Nun atmet ihr durch die Füße ein und durch die Öffnung auf dem Kopf lange wieder aus. Wiederholt es einige Male.»

Pitt atmet wieder besonders laut. Ich kann mir ein Schmunzeln nicht verkneifen. Karl läutet das Ende der Übung ein. «Wenn ihr so weit seid, dann bewegt bitte langsam eure Finger und die Zehen. Kreist allmählich die Hände und Füße, reckt und streckt euren Körper. Gähnt. Macht Bewegungen, die euch guttun.»

Ein unangenehmes Kribbeln durchzieht meinen Körper, als würden kleine Ameisen durch ihn krabbeln. Ich muss mich schütteln und setze mich in den Schneidersitz. Karl erklärt uns, dass es Menschen, die sich in Ausnahmesituationen befinden oder depressiv sind, schwerfällt, den eigenen Körper zu spüren.

Da hast du deine Antwort, Bella.

«Diese Übung soll bei regelmäßiger Durchführung dazu dienen, wieder besser in den Kontakt mit dem Körper zu kommen. Ihn wieder zu spüren. Ihr könnt sie selbst im Kopf durchgehen, ich stelle euch bei Bedarf aber auch gern eine Audiodatei zur Verfügung, die euch so durch die Übung führt, wie ich es eben getan habe.»

«Ist es deine Stimme?», platzt es aus mir heraus.

«Ja, ich habe die Übung für die Teilnehmer des MBSR-Kurses aufgenommen und würde sie euch gern zur Verfügung stellen.»

«Ich mag deine Stimme sehr. Sie hat etwas Beruhigendes, sogar als ich gerade in Panik war, weil ich außer meiner übergroßen Zunge gar nichts gespürt habe.»

Die anderen müssen lachen. Nun habe auch ich mal zur Erheiterung beigetragen.

«Okay.» Karl übernimmt wieder das Wort. «Es schließt sich noch eine Gehmeditation vor der Pause an. Diesmal geht ihr allein – entweder durch den Garten oder durch das Dorf. Eure Aufgabe ist, eine halbe Stunde schweigend und achtsam zu gehen. Nehmt die Impulse auf, die kommen. Ihr könnt direkt beginnen.»

Ich hole meine Schuhe und den Mantel aus dem Zimmer. Langsam stapfe ich durch den Garten. Die große Linde wiegt ihre kahlen Äste im Sturm. Ein paar vertrocknete Lindenblüten vom Vorjahr geben der Kraft des Windes endgültig nach und fallen wie kleine Propeller zu Boden.

Bedächtig schreite ich auf dem moosbedeckten Boden in Richtung Zirkuswagen. Erst als ich meine Schritte im Rhythmus meines Atems achtsam aufsetze, stelle ich fest, wie weich der Untergrund ist. Um wenige Zentimeter sinkt mein Schuh ins Moos. Ich schließe die Augen und mich erfasst das Gefühl, auf Wolken zu gehen. Weichen und sanften Schrittes bewege ich mich lächelnd vorwärts. Ich halte inne und öffne meine Augen.

In einem Apfelbaum hängt ein Amulett – nicht größer als ein Zweieurostück. Kleine bunte Steine lassen ein Mandala erkennen. In diesem Garten aus grünem Buchs und Moos, gepaart mit den kargen Ästen der Bäume und dem Grau des Himmels, strahlt dieses kleine Amulett so viel Zuversicht aus. Mein Körper wird von einer warmen Welle erfasst. Ganz für mich allein genieße ich den Moment. Genau jetzt begreift meine Seele, dass, ganz egal wie grau und düster alles Vordergründige und Offensichtliche ist, das Schöne und Wertvolle so nah sein kann. Ich muss mich nur trauen hinzuschauen.

Mir wird klar, dass mein Alltag viel mehr dieser Momente braucht, in denen ich mich den Dingen achtsam widme. Dieser Augenblick erfüllt mein Herz mit so viel positiver Energie, dass ich ihn gern für immer behalten möchte.

Ich denke einmal mehr an die Nachricht meiner Omi. *Ist es das, was du gemeint hast? Muss ich noch genauer hinschauen?* Tiefe Zufriedenheit zu spüren fühlt sich wohlig warm an. Dieses Gefühl zu solchen

Begebenheiten wünsche mir öfter und möchte es ab jetzt zu meinem Begleiter machen, bei allem, was ich tue. Zum ersten Mal seit langem trägt mich ein Gefühl der Zuversicht. Ich spüre die Kraft, die mir innewohnt. Lächelnd setze ich meinen Weg durch den magischen Garten, in dem Zeit keine Rolle zu spielen scheint, fort. Da läutet die Essensglocke …

Es duftet verführerisch nach Curry, als ich den Speiseraum betrete.

«Heute gibt es Gemüsereis mit Datteln und Cashewkernen, und zum Nachtisch habe ich euch Karamellpudding mit Birnenkompott und Zimt gemacht. Ich hoffe, es schmeckt euch. Greift bitte zu, solange es noch warm ist.»

Mein Herz ist voller Dankbarkeit. «Edith, was du hier jeden Tag zauberst, ist einfach lecker. Ich hätte gern die Rezepte, damit ich mir ein Stück des Zaubers zu Hause bewahren kann.»

«Kein Problem, Isabella. Und jetzt stärke dich – ihr wollt immerhin nachher wandern.»

Nachdem Nirmala und Edith die Tische auf unseren Wunsch umgestellt haben, sitzen wir nun alle an einer großen Tafel. Karl schlägt vor: «Lasst uns nach dem Mittagessen noch etwas Kraft tanken und dann treffen wir uns um halb zwei vor der Tür.»

Alle begrüßen diese Idee und verleiben sich den Nachtisch ein.

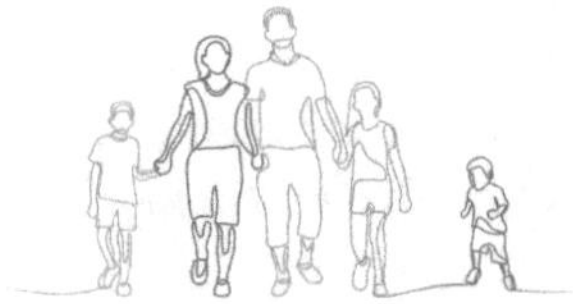

28

Nach einer guten Stunde Beine hochlegen starten wir in Richtung Ortsausgang. Gustav und Pitt gehen mit Karl vornweg, Anni und Jessica gehen ein Stück hinter den Männern, sodass Pia und ich das Schlusslicht bilden. Eine Weile laufen wir schweigend nebeneinanderher.

«Hast du Kinder, Isabella?», fragt Pia und unterbricht damit die Stille.

«Ja, ich habe drei Kinder.»

«Wie alt sind sie?»

«Oskar ist vier, Benno ist acht und Jette ist dreizehn.»

«Oh, voll pubertär, oder? Zickt sie schon rum?»

«Nein. Irgendwie geht gefühlt jeder davon aus, dass Kinder in dem Alter schwierig werden. Ich weiß nicht warum … Unsere Jette ist entspannt. Klar rollt sie mit den Augen, wenn sie den Geschirrspüler ausräumen oder etwas anderes tun soll, das ihr gerade nicht in den Kram passt, aber mal ehrlich – haben wir das nicht auch? Und ist es nicht nachvollziehbar? Ich habe dafür volles Verständnis und erwarte nicht, dass sie jubelnd aufspringt. Solange sie hilft, ist alles gut.»

«Schöne Einstellung.»

«Hast du Kinder?», gebe ich die Frage zurück.

«Ja.» Pia schluckt betreten. «Ich habe auch eine Tochter … Elli. Sie ist zehn Jahre alt, und wenn ich Glück habe, erlebe ich ihren elften Geburtstag in knapp fünf Monaten noch mit.»

Das verschlägt mir die Sprache. Zwar habe ich mir schon gedacht, dass Pia sehr krank ist, aber diese endgültige Aussage wirft mich nun doch aus der Bahn.

Sie durchbricht die peinliche Stille. «Es ist die Bauchspeicheldrüse und ich mache mir etwas vor, wenn ich auch nur im Ansatz davon ausgehe, die Hälfte des Hinwegs zum Kloster zu schaffen. Die Chemotherapie hat mir stark zugesetzt.»

«Gibt es keine Überlebenschance?»

«Nein, der Krebs wurde zu spät erkannt. Leider hatte er bereits gestreut und konnte durch die OP nicht ganz entfernt werden.»

«Das tut mir wirklich leid.»

«Weißt du, Isabella, was *mir* wirklich leidtut?»

«Nein.» *Woher sollte ich das?*

«Dass diese Erkrankung einem Lottogewinn gleichkommt. Ich meine, in der Regel tritt dieser Krebs bei älteren Menschen auf. Die Chance, daran schon mit vierundvierzig Jahren zu erkranken, ist sehr gering. Auf diesen Gewinn hätte ich gern verzichtet … Aber es gibt leider keine Möglichkeit, ihn abzulehnen. Für meine Tochter tut es mir am meisten leid. Du ahnst nicht, welche Sorgen ich mir mache, wie sie diesen Verlust verkraften wird.»

«Weißt du sie denn gut aufgehoben?»

«An diesem Wochenende ist sie bei ihrem Vater. Wir haben uns vor über fünf Jahren scheiden lassen. Seit der Trennung sind Elli und ich ein unzertrennliches Team. Mein Ex-Mann hat irgendwann festgestellt, dass ich nicht die richtige Frau für ihn bin, und ist mit einer Kollegin durchgebrannt. Sie konnte Elli nie leiden, hat sie nie akzeptiert, sogar als Konkurrentin gesehen. Ein kleines Mädchen! Ich bitte dich … Kannst *du* das nachvollziehen?», fragt Pia mich.

«Nein, kann ich nicht. Ich habe eine Freundin, deren Freund auch ein Kind mit in die Beziehung gebracht hat. Für sie war es auch nicht immer leicht, den Zwerg anzunehmen, zumal sie andere Vorstellungen von Kindererziehung hatte als die Kindsmutter, aber irgendwie haben sich trotzdem alle zusammengerauft.» Ich niese und reibe mir die Nase. Dann fahre ich fort: «Letztlich geht es doch um das Kindeswohl und nicht um eigene Eitelkeiten. Ich erinnere mich noch daran, als Paul und ich das gemeinsame Sorgerecht für Jette haben eintragen lassen, weil wir noch nicht verheiratet waren. Damals sagte die Dame vom Jugendamt zwei entscheidende Sätze zu uns. ‹*Egal, wie Sie in der Zukunft zueinanderstehen und ob Sie Ihren Weg gemeinsam oder getrennt gehen, seien Sie sich immer darüber bewusst, dass Sie dank der Zeugung dieses Kindes immer eine gemeinsame*

Verantwortung tragen. Ihre Konflikte dürfen niemals die des Kindes sein.»

Pia hat feuchte Augen. «Das ist eine wirklich schöne Mahnung an das Elternsein. Wir haben uns inzwischen auch ausgesprochen. Hannah, die Freundin meines Ex-Manns, hat ihm irgendwann gestanden, dass sie immer Angst hatte, er könnte es sich doch noch mal anders überlegen, wenn er mich durch Elli hin und wieder sieht. Aber diesen Zahn konnte er ihr ziehen. Inzwischen habe ich das Gefühl, dass Elli wirklich gut bei den beiden aufgehoben ist. Sie hat ein eigenes Zimmer und versteht sich gut mit ihrem kleinen Bruder. Für mich ist es unheimlich schwierig, nach und nach Abschied von meinem Kind zu nehmen. Ich versuche es mir nicht anmerken zu lassen, aber je mehr die Kraft aus meinem Körper weicht, desto eher gebe ich mich auch der Trauer hin, sie bald nicht mehr in die Arme nehmen zu können. Ich werde einfach …» Pia kann die Tränen nicht zurückhalten und auch mir steckt ein dicker Kloß im Hals.

Wir bleiben stehen und ich nehme sie in den Arm. Nun fließen die Tränen zweier Mütter ungehemmt über das Schicksal der einen. Mein Hals brennt und ich möchte in diesem Moment stark für sie sein, aber ihre Geschichte berührt mich so heftig, dass ich mich meinen Gefühlen hingebe.

Pia löst sich sanft aus meiner Umarmung. «Hey, *ich* bin es, die bald stirbt. Nicht du, und außerdem nicht heute.»

Dieser Satz löst die Tragik auf seltsame Weise etwas auf und wir müssen beide lachen.

«Aber sag, Isabella, was erhoffst du dir von diesem Wochenende?»

«Tja, um ganz ehrlich zu sein, bringt mich deine Geschichte gerade ganz durcheinander. Meine Probleme erscheinen plötzlich völlig nichtig. Ich habe das Gefühl zu übertreiben.»

«Warum?», fragt Pia nach.

«Ich weiß nicht ... Ich suche im Grunde nach dem Glück und meiner Bestimmung. Meine Idee für dieses Wochenende fernab meiner Lieben war es, in mich zu horchen und wieder ins Spüren zu kommen. Das letzte Jahr hat mich an meine Grenzen gebracht. Nichts hat mehr funktioniert. Ich habe viele Dinge vergessen und konnte teilweise gar keinen klaren Gedanken mehr fassen. Meine Rückenschmerzen haben mich fast umgebracht. Ich litt unter akuten Schlafstörungen, Albträumen und häufigen Migräneattacken. Diejenigen, die am meisten darunter leiden mussten, waren wohl meine Kinder. Ich hatte nur noch selten Nerven für Diskussionen und Auseinandersetzungen. Es gab viel Geschrei und ich habe meinen Jüngsten als so belastend empfunden, dass ich mir wünschte, ich hätte ihn nie bekommen. Aber eins lief immer weiter ...»

Pia unterbricht mich. «Die Arbeit?»

«Ja, richtig. Die Arbeit. Nach schlaflosen Nächten völlig übermüdet fix etwas Make-up ins Gesicht, damit die Kollegen die tiefen dunklen

Ringe unter den Augen nicht sehen. Damit habe ich die Maske der fröhlichen Mutter und stellvertretenden Leiterin aufgesetzt und im Inneren gehofft, dass der Tag so schnell wie möglich rumgeht. Zum Schluss saß ich häufig in meinem Büro und habe einfach nur den Bildschirm angestarrt. Total irre.»

«Wie hast du bemerkt, dass mit dir etwas nicht stimmt?»

«Die Auseinandersetzungen mit meinem Sohn wurden immer krasser. Zum Schluss hat er versucht, mich körperlich zu verletzen, wenn ihm etwas gegen den Strich ging. Ich konnte nicht mehr, wollte mir Hilfe holen, weil ich bemerkte, dass ich anfing, mein eigenes Kind abzulehnen.» Dieser Satz versetzt mir aus heutiger Sicht einen tiefen Stich ins Herz. In welch einer Abwärtsspirale ich gefangen war, begreife ich erst in diesem Moment. «Ich musste erkennen, dass Oskar mir nur einen Spiegel vorhält. Mein stressiger, genervter Umgang mit diesem Kind machte aus ihm diesen Rebellen, der mit Fäusten versuchte, seiner Mutter klarzumachen, dass sie nicht gut zu ihm sein konnte, weil sie nicht gut zu sich selbst war. Und deshalb versuche ich nun herauszufinden, wie ich besser zu mir sein kann. Dieses Wochenende ist der Anfang.»

«Das klingt wirklich gut. Du nimmst dein Leben in die Hand. Tolle Sache. Ich tue das auch, bevor es ganz zu spät ist. Und obwohl ich nur noch wenig Kraft habe, schöpfe ich solche Wochenenden voll aus. Dieses Haus gibt so viel Wärme. Ich war erst kürzlich zu einer anderen von Nirmalas Veranstaltungen hier. Da erzählte sie mir von diesem Retreat und gab mir Karls Kontakt.»

In diesem Moment bewundere ich Pia für ihren Mut, die Zeit ... das bisschen Leben, das ihr bleibt, mit Erlebnissen zu füllen, statt zu Hause auf das Ende zu warten. *Keine Ahnung, ob ich diese Kraft aufbringen könnte. Wirklich bewundernswert.* Gedankenverloren und die Weite der Landschaft genießend bemerke ich nicht, dass Pia stehen geblieben ist. Erst als ich mich umdrehe, sehe ich sie und gehe schnell zurück. Sie steht nach vorn gebeugt da, stützt sich mit den Händen auf die Knie.

«Ich kann nicht mehr ... Mir geht die Kraft aus ... Kannst du ... mein Handy aus dem Rucksack holen?»

«Klar, kein Problem.»

Während Pia Nirmala anruft, mache ich die anderen auf uns aufmerksam. Sie bleiben stehen. Karl kommt zurück und fragt, ob alles in Ordnung sei. Wir beschließen, gemeinsam auf Nirmala zu warten und dann erst weiterzuwandern.

Schon zehn Minuten später kommt sie mit ihrem roten Opel angefahren. Pia setzt sich erschöpft auf den Beifahrersitz. «Und ich dachte, ich schaffe die Strecke noch in Bestzeit», witzelt sie. «Na ja, macht nichts. Jetzt verschaffen wir uns erst einmal einen Vorsprung.» Sie schaut Karl und mich an.

Nirmala stimmt Pia zu und treibt uns an: «So ihr Lieben, dann hopphopp! Wir erwarten euch am

Kloster. Wer zu spät kommt, kriegt keinen Kuchen.» Pia schließt die Beifahrertür und sie und Nirmala brausen davon.

«Eine wirklich herzliche Frau», sage ich zu Karl, der meine Einschätzung nickend teilt. Die restlichen drei Kilometer gehe ich überwiegend schweigend und hänge meinen Gedanken nach. *Manchmal ist mir gar nicht bewusst, wie viel Glück ich eigentlich habe. Ich leide nicht an einer unheilbaren Krankheit und meine Kinder sind gesund. Alles ist so zerbrechlich und kann sich jederzeit verändern. Ich sollte das Beste aus dem machen, was möglich ist.*

Wir wandern einige Zeit durch den Wald. Hohe Kiefern wiegen sich im Wind und es knackt manchmal bedrohlich. Einen Baum hat es wohl schon beim letzten Sturm erwischt – die Baumkrone ist in einer Höhe von etwa drei bis vier Metern einfach vom dicken Stamm abgebrochen und liegt nun zum Teil auf dem Weg. Von außen ist nicht zu erkennen, was diesen so gesund aussehenden Baum so instabil gemacht hat. Als ich ein Stück näher herangehe, sehe ich, dass er von innen heraus teilweise verfault ist. In einem Artikel habe ich mal gelesen, dass es bestimmte Pilzarten gibt, die Bäume so schädigen, dass sie irgendwann einfach umkippen. Ich kann das gut verstehen. Nur weil von außen alles gut aussieht, heißt das noch lange nicht, dass es im Inneren ebenso ist. Beim Blick in den Wald kommt mir noch ein Gedanke, der mich den restlichen Weg bis zum Kloster nicht mehr loslässt: *Bei der Vielzahl an Bäumen kann er doch nicht der Einzige mit dem Problem sein.* Wie viele andere sterben auch nach und nach von innen, ohne dass man es ihnen ansieht? Und wie vielen Menschen geht es so? Gerade beim Thema Depression, Erschöpfung und Burn-out … Wer gibt schon gern zu, dass er am Rand des psychischen Zusammenbruchs steht oder die Klippe schon hinabgestürzt ist? Wie viele Menschen leiden innerlich und trauen sich nicht, Hilfe in Anspruch zu nehmen, weil sie Angst haben, dann einen Stempel auf der Stirn zu tragen? Einen, der sie noch mehr belastet als die Tatsache, dass sie einfach nur Hilfe brauchen. Ich dachte immer, mich kann so etwas nicht betreffen. Das bekommen nur Menschen, die sich nicht im Griff haben. Wie schnell sich das ändern kann.

Zügig hole ich etwas auf und schließe mich der Gruppe wieder an. Sie besprechen gerade ausführlich, wer beim Bodyscan welche Region seines Körpers gespürt oder eben nicht gespürt hat. Gespannt lauschend gehe ich nebenher. Schon nach kurzer Zeit sehen wir in geringer Entfernung die Mauern des Klosters und den Nirmalas leuchtend roten Opel.

Alle freuen sich auf einen heißen Kaffee und selbst gebackenen Kuchen.

Nach der Stärkung machen sich Nirmala und Pia mit dem Auto wieder auf den Rückweg, und wir treten den nächsten Fußmarsch an.

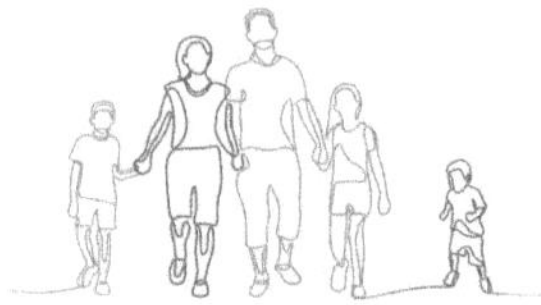

29

Gustav geht mit Karl wieder vornweg. Die beiden unterhalten sich über Thailand. Offensichtlich waren sie in unterschiedlichen Jahren auf Ko Samui und tauschen nun die Erfahrungen aus. Jessica und Pitt laufen hinter den beiden. Sie scheinen sich gut zu verstehen.

Diesmal gehe ich mit Anni. Bislang ergab sich keine Gelegenheit, mich mit ihr auszutauschen. Nur am Rande habe ich mitbekommen, dass sie unter einer psychischen Erkrankung leidet. Ich schätze Anni auf Mitte dreißig. Die hochgewachsene Frau hatte in den letzten Tagen selten ein Lächeln im Gesicht. Ihre grünen Augen blicken müde, lassen sie verletzlich wirken.

«Ich habe mitbekommen, du bist auch verbeamtet?», taste ich mich vorsichtig heran.

«Ja, genau. Ich bin Polizeiobermeisterin», gibt sie betont spöttisch an.

«Warum sagst du das so?», würde ich gern wissen.

«Weil es nach so viel klingt und am Ende doch nur ein Haufen Scheiße ist.»

«Aber Polizisten sind doch anerkannte Mitglieder unserer Gesellschaft, oder? Immerhin seid ihr es doch, die für Recht und Ordnung sorgen.»

Anni lacht laut auf. «Genau das sollten wir, ja. Und weißt du was? Aus ebendiesem Grund bin ich dort hingegangen. Mein Ziel war es, das Gesetz zu vertreten und Unrecht zu ahnden. Verbrechern das Handwerk legen und Opfern von Straftaten ein faires Verfahren durch gute Beweissicherung zu ermöglichen.»

«Das sind gute und vernünftige Gründe. Was ist passiert, wenn ich fragen darf?»

«Ich bin inzwischen seit knapp zehn Jahren im Dienst und zu der Auffassung gelangt, dass eine Organisation, die rechtlich legitimiert ist, Verstöße zu ahnden, sich selbst erst mal an die Gesetze halten sollte.»

Ich verstehe diese Aussage nicht. «Ist das nicht selbstverständlich?»

Anni schnauft spöttisch aus. «Ja, für dich und mich und sicher auch für viele andere da draußen. Aber es gibt eine Reihe von Kollegen, die das eher anders sehen, so nach dem Motto ‹Mir kann eh keiner was, denn ich bin das Gesetz›. Und das ekelt mich an. Ich komme damit nicht klar. Ob es der Geschwindigkeitsverstoß ist, den wir gerade noch im Dienst ahnden, damit der Kollege eine halbe Stunde später selbst mit 50 durch die 30er Zone brettert, oder die Gewalt, die sinnlos ausgeübt wird, nur weil einige nicht in der Lage sind, in schwierigen Situationen zu kommunizieren. Ja, ich bin auch kein Freund davon, dass der Betrunkene mich duzt. Aber zum einen schlägt jeder mal über die Stränge und zum anderen lasse ich mich lieber duzen, als mich mit ihm anzulegen.» Anni schüttelt den Kopf und holt tief Luft. «Ich darf mich da gar nicht erst wieder so reinsteigern. Außerdem muss ich auch aufpassen, was ich sage … du weißt ja – Beamtenpflichten und so. Da darf nichts nach außen dringen. Nicht, dass das Ansehen in der Bevölkerung noch leidet. Als ob das nicht schon so wäre. Wie oft habe ich Bürger den Kopf schütteln sehen, weil der Kollege kaum einen geraden Satz herausgebracht hat oder das Hemd wieder auf halb acht hing. Alles Dinge, über die man hinwegsehen könnte, wenn sich wenigstens alle an die rechtlichen Rahmenbedingungen halten würden. Aber weißt du, da werden irgendwelche fadenscheinigen anonymen Anrufe erfunden, um ein Grundstück betreten zu dürfen, für das es von der Staatsanwaltschaft keinen Durchsuchungsbeschluss gegeben hätte. Ich weiß nicht … Manchmal habe ich das Gefühl, es ist geboten, Mitbürger vor einigen meiner Kollegen zu schützen. Aber darüber darf nicht gesprochen werden – dann ist man eh der Arsch und ein Kollegenschwein. Wenn etwas schiefläuft, wird es geradegeschrieben. Man steht nicht dazu und es folgt keine Konsequenz auf falsches Verhalten. Nein. Alles wird so aufgeschrieben, dass es passt. Alle sind sich einig, und wer nicht mitmacht, ist raus. Ich habe das nicht mehr ausgehalten. Es hat mich krank gemacht.» Im Gesicht von den aufkeimenden Erinnerungen gezeichnet, lässt Anni die Schultern hängen.

«Und wie geht es jetzt für dich weiter?», will ich wissen, um das Gespräch hoffentlich in eine positive Richtung zu lenken.

«Tja, ich war ein halbes Jahr durchgehend krankgeschrieben, weil ich eines Morgens nach der Nachtschicht den Impuls hatte, mein Auto gegen einen Baum zu setzen. Es folgte der Aufenthalt in einer Klinik für Psychiatrie. Ich wurde medikamentös eingestellt. Die Diagnose lautet Schwere Depression. Im Moment mache ich eine Therapie. Es hat eine Weile gedauert, bis ich das Vertrauen zu meinem Therapeuten gefunden habe, aber jetzt läuft es.»

Endlich ein Lichtblick. Ich hege die Hoffnung, dass sich ihr Schicksal zum Guten wendet, und frage Anni nach ihren Zukunftsaussichten. «Wie geht es dienstlich für dich weiter, wenn ich fragen darf?»

«Darfst du. Nachdem ich nicht sagen konnte, wie lange ich nicht zum Dienst erscheine, hat mich mein Vorgesetzter zum Amtsarzt geschickt. Dort musste ich allerhand Tests machen und die Befunde meiner behandelnden Ärzte wurden vorgelegt. Der Amtsarzt bestätigte die Diagnose und gab mir einen guten Rat. Er sagte: ‹Frau Faber, wenn Sie diesen Job bis zur Pensionierung machen wollen, dann müssen Sie sich sprichwörtlich einen

Karton auf den Kopf setzen. Sie nehmen sich zu vielen Dingen an, die Sie gar nicht betreffen.»», ahmt sie den Arzt mit tiefer Stimme nach.

«Das ist doch wohl ein Witz, oder?», unterbreche ich Anni und tippe mir symbolisch mit dem Zeigefinger an die Stirn.

«Ja, klingt witzig. Aber ich kriege dieses Bild nicht mehr aus meinem Kopf. Dieser gestandene Mann lehnt sich über seinen Schreibtisch und deutet an, wie er sich einen Karton auf den Kopf setzt.» Anni spielt die Szene nach. «Und ich hocke mit meinen vierunddreißig Jahren völlig kaputt vor ihm und frage mich: ‹Weiß der, wie lange ich dann noch mit diesem Karton rumrennen muss?› Was ist das denn bitte für ein Tipp?! Ich war echt fassungslos.» Sie hält kurz inne. «In einer Sache hat er mich aber noch bestätigt. Er meinte, dass es etlichen Kollegen ähnlich gehe. Vom Gefühl her werden es sogar jährlich mehr, vor allem jüngere, die ihm vorgestellt werden, um die Dienstfähigkeit überprüfen zu lassen. Ich schätze, er wollte sich nicht zu weit aus dem Fenster lehnen, ließ aber schon erkennen, dass das zum Teil auch am Umgang der Vorgesetzten mit ihren Mitarbeitern liegt.»

«Zu welchem Ergebnis ist er dich betreffend gekommen?», frage ich gezielt nach.

«Ich habe einen Monat später ein Gutachten erhalten, in dem steht, dass ich derzeit vollständig dienstunfähig und nicht imstande bin, irgendeine Tätigkeit im öffentlichen Dienst auszuführen. Er hat eine erneute Vorstellung in frühestens zwei Jahren empfohlen, um dann neu zu beurteilen», gibt Anni mir nüchtern zur Antwort.

«Und was machst du so lange? Hast du Pläne?»

Sie zuckt mit den Schultern. «Ich weiß es noch nicht. Dieses Gespräch und die Umstände, die mich so krank gemacht haben, sind immer wieder Therapieinhalt. Ich trete im Moment auf der Stelle. Die Schübe kommen zwar nicht mehr so häufig, aber dafür habe ich extreme Zukunftsangst. Mein Therapeut sagte zu der Karton-Story, dass Menschen auf einer gewissen Bandbreite sehr unterschiedlich sind. Einige seien sensibel und andere eben harte Hunde mit dickem Fell. Was ich von mir nicht erwarten darf, sei, dass aus mir, die eher zu den Sensiblen zählt, nach einer Therapie oder anderen Maßnahme plötzlich ein harter Hund werde. Sicher könne man im Kleinen etwas justieren, aber eine Kehrtwende wird das sicher nicht. Insofern war das sprachliche Bild des Amtsarztes vielleicht auch eher ein gut gemeinter Ratschlag, grundsätzlich zu überlegen, ob ich diesen Beruf noch weitere dreißig Jahre oder mehr ausführen kann. Und darüber denke ich inzwischen sehr intensiv nach.»

Ich bin beeindruckt von der Klarheit, die Anni plötzlich erkennen lässt. «Respekt. Die wenigsten würden den sicheren Beamtenstatus hergeben. Hast du eine Alternative?»

«Ich denke nicht, dass es etwas mit Respekt zu tun hat, den Beamtenstatus aufzugeben. Vielmehr zolle ich mir Respekt dafür, dass ich meiner Gesundheit jetzt den Vorrang gebe. Und wenn es erforderlich ist, mich neu zu orientieren, dann darf die finanzielle Absicherung nicht an erster Stelle stehen.»

«Hast du Kinder?», will ich wissen.

«Nein. Vielleicht würde ich das, wenn ich welche hätte, anders beurteilen und mich durchboxen, um sie ernähren zu können. Aber das muss ich zum Glück nicht.» Sie scheint erleichtert über diesen Umstand.

«Oh, ich glaube deine Kinder würden es dir auch nicht danken, wenn du noch dreißig Jahre Polizistin wärst, obwohl es dich krank macht, nur damit es ihnen an nichts fehlt. Glaub mir, Kinder wollen vor allem eins: gesunde und entspannte Eltern. Spätestens hier beim Retreat habe ich das nun auch verstanden.»

«Wie sieht es denn bei dir beruflich aus?», fragt Anni neugierig.

«Ich bin verbeamtete Lehrerin am Rande eines Burn-outs. Ich störe mich auch an einigen Dingen, denen ich in meinem Job Folge zu leisten habe. Das Schulamt hat mich ziemlich schnell abgesägt, als ich krank wurde, und im Moment fehlt mir der Antrieb, zurückzukehren. Je länger ich nicht mehr im Schuldienst bin, umso stärker wird das Gefühl, dass es eigentlich gar nicht der richtige Beruf für mich ist. Aber das ist im Moment nur eine von vielen Baustellen. Ich versuche noch immer zu ergründen, warum ich nicht erkannt habe, dass ich mich kaputtackere. Und dann habe ich da noch durch Zufall eine Botschaft meiner längst verstorbenen Omi gefunden.»

«Was hat sie dir geschrieben?», will Anni nun wissen.

«Sie hat mir mit auf den Weg gegeben, dass es Höhen und Tiefen im Leben gibt. Ich soll die schwierigen Zeiten immer als Herausforderung ansehen, auf dem Weg zu dem, was ich wirklich will. Sie hat mich aufgefordert, herauszufinden, was meine Träume sind, und mir diese zu erfüllen, damit ich am Ende meines Lebens tiefe Zufriedenheit spüre.»

«Was für eine schöne Botschaft.» Anni lächelt mich an.

«Ja. Und sie kam wirklich genau zur richtigen Zeit. Aber es ist nicht einfach, bei all den Aufgaben, die sich in meinem Alltag angehäuft haben, nach meinen Träumen zu forschen», relativiere ich den Wunsch nach der Erkenntnis sofort.

Anni versucht mich zu motivieren und erklärt mir enthusiastisch: «Aber dieses Wochenende kann doch der Anfang sein. Nimm doch die Energie aus diesen Tagen mit nach Hause und plane von Zeit zu Zeit solche Auszeiten. Ich kann mir vorstellen, dass das mit drei Kindern nicht so einfach ist.»

«Ja, da hast du recht. Mein Mann hat sich vor einiger Zeit selbstständig gemacht. Da ist schon viel an mir hängen geblieben, obwohl ich die Hauptverdienerin bin oder war. Ach, ich weiß auch noch nicht, wie das alles weitergeht. Erst mal wieder gesund werden.»

«Genau», gibt Anni mir recht, «da stimme ich dir zu.»

Dank des intensiven Austauschs habe ich gar nicht bemerkt, dass wir bereits wieder im Dorf sind. Es hat angefangen zu nieseln, und der Wind frischt wieder auf. Anni eilt ins Seminarhaus. Ich genieße das Rauschen der Blätter noch etwas unter der Linde.

Mir kommt mein Aufenthalt so lang vor, und obwohl ich meine Familie wirklich vermisse, graut es mir morgen schon etwas, zurückzufahren. Ein dumpfer Schmerz macht sich in der Magengegend breit, denn ich weiß nicht, was mich erwartet. Ich schüttle die Gedanken ab, gehe ins Seminarhaus und gönne mir eine heiße Dusche … als es stürmisch klopft.

«Hey, Frau Oberlehrerin!», höre ich Jessicas Stimme. «Wirst du noch fertig? Anni und ich wollen vorm Abendessen auch noch ins Bad.»

«Ja, ja. Ich beeile mich.» Eilig wasche ich mir das Shampoo aus dem Haar und wickle mich ins Handtuch.

«Ihr könnt!», rufe ich auf dem Weg in mein Zimmer über den kleinen Gang.

An diesem Abend hat Edith eine vollmundige Gemüsesuppe für uns gekocht. Der orientalische Duft lässt vermuten, dass sie mit verschiedensten Gewürzen angereichert ist. Pia ist auch zum

Abendessen erschienen. Heute freue ich mich, mit der gesamten Gruppe den Tisch zu teilen. Wir unterhalten uns angeregt über die Übungen und wollen von Karl wissen, was er für den morgigen Sonntag geplant hat.

«Wir starten wie gewohnt um sieben Uhr in den Tag. Nach dem Frühstück führe ich euch durch eine Bergmeditation und abschließend gibt es eine Gehmeditation im Garten. Nach diesen zwei Einheiten möchte ich mit euch eine Feedbackrunde machen. Überlegt euch bitte außerdem, ob ihr noch hier Mittagessen möchtet.»

Pia gibt direkt zu verstehen, dass sie gegen elf abgeholt wird und Pitt reist wahrscheinlich schon nach dem Frühstück ab. Das Krankenhaus habe angerufen – wegen der Erkrankung eines Kollegen müsse er vermutlich einspringen.

«Gut, dann sage ich Nirmala, dass wir fünf Leute sind. Schön. Ich wünsche euch einen angenehmen Abend und verabschiede mich in diesem Sinne. Die Wanderung steckt mir noch voll in den Knochen.» Karl reibt sich die Oberschenkel und zieht sich zurück.

«Also ich bin auch platt. Schönen Abend euch noch», wünsche ich den Verbliebenen und gehe in mein Zimmer. Der Regen prasselt auf das Dachfenster. In unregelmäßigen Abständen höre ich den Wind zischen, bis es mir die Augen zuzieht.

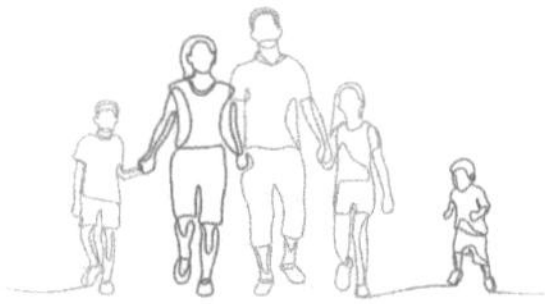

30

Ich stehe am Rand eines Weizenfelds in einem dunkelgrünen Kleid mit rosa Tulpen darauf und blicke in die Ferne. Der leichte Wind lässt die Ähren hin und her wiegen. Es sieht aus wie ein Meer, auf dem sich Wellen langsam ihren Weg an den Strand bahnen. Die Sonnenstrahlen wärmen meine Haut. Ich strecke ihnen mein Gesicht entgegen, um möglichst viel Energie davon in mir aufzunehmen. Einen Schritt nach vorn und ich stehe inmitten des Getreides. Meine Hände streifen über die Ähren. Dem aufkeimenden Impuls, loszulaufen und wie ein junges Reh durch das Feld zu hüpfen, kann ich nicht nachgeben. Irgendetwas hält mich zurück. Ich möchte laufen und schreien: «Es geht mir gut, ich bin frei!», doch eine starke Kraft hält meine Füße fest am Boden. Plötzlich schieben sich dicke Wolken vor die Sonne. Die Kulisse verdunkelt sich bedrohlich. Aus dem Feld heraus ist Stimmengewirr zu hören. Zunächst weit entfernt und nicht zuzuordnen, nähern sich die

Stimmen. «Komm schon!», rufen sie. «Trau dich, komm schon!», fordern sie energischer. Aber ich stehe wie angewurzelt an meinem Platz. Mein Kopf sagt: *Lauf weg!*, aber es geht nicht. Als mich eine Hand packt, wache ich schreiend auf.

Mein Shirt ist durchgeschwitzt. Im Zimmer riecht es unangenehm. Ich schäle mich aus dem Bett und öffne das Fenster. Offensichtlich hat sich der Sturm gelegt, denn die Birken vor der Kirche stehen wieder reglos und kerzengerade. Der Blick auf die Uhr verrät mir, dass es erst kurz vor fünf ist.

Ich lege mich wieder hin, stelle aber nach kurzer Zeit fest, dass ich viel zu aufgeregt bin, um noch mal einschlafen zu können. Daher entscheide ich mich, in meine gemütliche Jogginghose und ein frisches T-Shirt gehüllt, in den Seminarraum zu gehen. Zu duschen wäre jetzt sicher nicht angebracht. Die Mädels in den angrenzenden Zimmern würden sich vermutlich bedanken.

Im Seminarraum ist es noch etwas frisch. Ich entscheide mich für Bewegung und suche im Internet nach einem Yogavideo. Ziemlich schnell finde ich auf einer Plattform den Account einer jungen Frau, die bereits etliche Videos hochgeladen hat. Eins davon spricht mich sofort an – es geht um einen gesunden Rücken, also voll mein Thema. Und so lenke ich mich von meinem diffusen Traum ab und verrenke mich auf der Matte. Nach der ersten halben Stunde bin ich von der Durchführung der Übungen und der Stimme der Frau so angetan, dass ich direkt ein weiteres Video heraussuche. Nach einer Weile höre ich oben erste Schritte, breche meine Einheit ab und spring unter die Dusche.

Gegen sieben Uhr stehe ich wohlduftend im Seminarraum und freue mich auf die letzten gemeinsamen Übungseinheiten mit den anderen. Karl gibt gleich zu Beginn bekannt, dass Pia heute nicht mehr dabei sein kann. «Es ging ihr seit gestern Abend zunehmend schlechter und sie wurde in der Früh abgeholt.»

Schade, ich hätte mich gern von ihr verabschiedet und sie noch mal in den Arm genommen. Wehmut macht sich um mein Herz herum breit und eine schwere Trauer. *Mutige Pia. Kämpft, obwohl es ausweglos ist.*

«Ich soll euch alle ganz lieb von ihr grüßen. Sie hat sich sehr gefreut, euch kennenzulernen. Abschiednehmen fällt ihr schwer, daher schrieb sie auch mir nur eine Nachricht. Sie meinte, ich solle euch außerdem ausrichten, dass jede und jeder seinen Weg finden würde, wie steinig er auch sein möge. Ihr sollt das Leben in vollen Zügen genießen, und nie vergessen, dass die Gesundheit euer höchstes Gut ist.»

Meine Augen füllen sich sofort mit Tränen. Das war ein Abschied für immer! Auch Karl muss schlucken. Ihr Schicksal ging an diesem Wochenende an keinem von uns spurlos vorüber. Vielleicht hat sie mit ihrer Geschichte dafür gesorgt, dass jeder von uns etwas anders auf seine Gesundheit und mit mehr Leichtigkeit auf lebensverändernde Umstände blickt.

Ein letztes Mal führt uns Karl gezielt durch die Übungen und die anschließende Bewegungsmeditation. Ich bin inzwischen in dieser Art der Meditation angekommen. Es fühlt sich an wie ein Tanz, der Schicht für Schicht freilegt und heilt. Noch immer schaffe ich es nicht, durchweg eine einladende Geste mit meinen Händen zu machen, aber ich gleite immerhin durch die gesamte Übung.

Nach dem Frühstück treffen wir uns zur angekündigten Bergmeditation. Gestern habe ich schon überlegt, was sie wohl so besonders macht und warum sie diesen Namen trägt, wollte aber auch nicht recherchieren, um mich überraschen zu lassen. Karl beginnt mit der immer ruhigen Stimme. «Diese Meditation ist angelehnt an einen amerikanischen Professor, der Menschen durch Achtsamkeitsmeditationen hilft. Sie wird häufig in MBSR-Kursen gelehrt und gibt euch ein schönes Bild mit auf den Weg, wenn ihr euch in schwierigen Situationen erden wollt. Setzt euch nun auf die Matten und richtet euch gut ein. Kommt zunächst an und legt eure Hände auf die Oberschenkel oder ineinander in euren Schoß.»

Ich höre, wie sich die anderen hinter mir bewegen. Dann ist es still.

«Schließt nun eure Augen und erlaubt euch, zur Ruhe zu kommen. Atmet tief ein und wieder aus. Konzentriert euch auf euren Atem. Beobachtet ihn, aber verändert ihn nicht. Lasst nun all eure Gedanken ziehen.»

Stille.

Karl fährt bedächtig fort. «Berge sind unerschütterlich und strahlen Ruhe aus. Sie sind tief mit der Erde verbunden und erheben sich doch hoch in den Himmel. Rufe dir das Bild eines Berges vor dein inneres Auge. Es spielt dabei keine Rolle, ob du ihn von Wanderungen oder aus deiner Umgebung kennst oder ob er erdacht ist. Betrachte die Details. Wie ist seine Form? Ist er sehr hoch oder eher niedrig? Mit einem spitzen Gipfel oder einem Plateau? Liegt Schnee oben auf? Wie ist das Gestein beschaffen? Wie sieht es an den Hängen aus? Sind sie steil oder fallen sie eher sanft ab? Kreiere ein immer deutlicheres Bild deines Berges. Gibt es Bäume oder ist er sogar mit Moos bedeckt? Kannst du es riechen?»

Stille.

Vor meinem inneren Auge entsteht das Bild eines sehr hohen Bergs. Der spitze Gipfel ist zweigeteilt und schneebedeckt. Am höchsten Punkt sehe ich ein Gipfelkreuz. Die steilen Hänge sind bis ungefähr zur Hälfte mit unzähligen Bäumen versehen. Sie stehen in vollem Grün und lassen den Berg strahlen. Am blauen Himmel ziehen ein paar kleine weiße Schäfchenwolken direkt an ihm vorbei. Ein kleiner Fluss schlängelt sich am Fuß des Bergs in den Wald hinein. Es riecht frisch.

Nach einiger Zeit fährt Karl fort: «Versuche nun, dir den Berg einzuverleiben. Versetze dich in ihn hinein. Du *bist* nun dieser Berg. Du hast besondere Eigenschaften. Seine Beständigkeit und Ruhe werden zu deiner Beständigkeit und Ruhe.

Du sitzt wie ein Berg. Fest verwurzelt über die Beine und dein Gesäß mit der Erde. Werde dir bewusst, dass der steinige Riese ständigem Wandel ausgesetzt ist. Auf den Tag folgt die Nacht. Er hält alle Jahreszeiten und den damit verbundenen Wetterumschwung aus. Der Berg ist tief in der Erde verankert und bleibt.» Karl atmet tief ein und kraftvoll aus. «Egal ob es regnet oder schneit, ob die Sonne scheint oder der Gipfel wolkenverhangen ist.»

Vor meinem inneren Auge läuft ein Film mit all den Wetterextremen ab. Ich muss an den Traum der letzten Nacht denken. Von jetzt auf gleich war die Sonne weg und alles wurde dunkel. Meinem Berg geht es ähnlich. Auf Sonne folgt Schatten, auf brütende Hitze folgen Starkregen und später Schnee. Die eben noch satten grünen Bäume färben ihr Laub, und der Berg steht mit leuchtend roten und orangen Farben am Hang. Nebel zieht auf und lichtet sich wieder. Der Berg jedoch rührt sich nicht. Er ist fest verwurzelt und nimmt alle Veränderungen an. Mein Körpergewicht drückt nun noch stärker auf die Matte. Alles fühlt sich schwer an.

«Der Berg kümmert sich nicht um das Wetter oder die Veränderungen. Er macht sein Dasein nicht davon abhängig. Ob heftige Stürme um ihn herum toben oder im Frühling die Blumen anfangen auf ihm zu blühen – er sitzt nur da und lässt sich von dem, was um ihn herum passiert, nicht beeindrucken. Auch wir erleben Stürme. Sowohl im Inneren als auch im Außen. Es gibt sowohl Momente des Schmerzes als auch schöne des Glücks. Auch wir sind Veränderungen ausgesetzt, die wir nicht beeinflussen können. So wie der Berg der Witterung ausgesetzt ist.»

Stille.

«Atme tief. Nimm die Gelassenheit des Berges an. Nimm dieses Bild mit. Verabschiede dich nun von ihm und rufe es dir jederzeit in Erinnerung, wenn du das Gefühl hast, die Umstände erschüttern oder belasten dich. Komm nun langsam zurück auf deine Matte. Atme tief ein und wieder aus.»

Als ich meine Augen wieder öffne, erlöse ich meinen Körper gleichzeitig aus seiner Sitzposition. Mein rechtes Bein ist eingeschlafen. Tausend Stiche sind zu spüren, als ich es ausstrecke. Es kribbelt so stark, dass ich mir ein Lachen nicht verkneifen kann.

Nachdem ich meine Gliedmaßen wieder kontrollieren kann, ziehe ich mich warm an und gehe für die Gehmeditation in den Garten. Ein letztes Mal schreite ich achtsam durch ihn, entscheide mich, diesmal aber andersherum zu gehen. Und tatsächlich entdecke ich zwei kleine schelmisch schauende Drachenfiguren im Buchs, die mir bis dahin noch nicht aufgefallen waren.

Am Ende des Gartens gehe ich durch die Pforte. Das Feld liegt brach und die Erde ist vom Regen der letzten Nacht komplett aufgeweicht. Mein Körper strotzt heute vor Energie, und beim

Anblick der Weite überkommt mich die Lust «Ich bin frei!», zu brüllen.

Noch bevor ich diesem Gefühl nachgeben kann, setzt auch schon der Verstand wieder ein und verbietet meiner inneren Stimme diesen Befreiungsschlag. Ich schüttle über mich selbst den Kopf, belächle diesen Anflug kindlichen Verhaltens und gehe achtsam zurück. *Wie werde ich diesen Ort vermissen … Noch ein letztes Mittagessen und dann ab nach Hause. Ach, ich freue mich so auf meine Kids und Paul.*

Kurz vor dem Mittagessen sitzen wir noch mal im Seminarraum auf unseren Matten und zollen Karl unseren Respekt für das gut abgestimmte Programm. Dass der Wechsel aus Sitzen und Bewegen für meinen Rücken genau richtig war, ist mir wichtig zu erwähnen. «Außerdem möchte ich dir sagen, dass du während der Meditationen mein volles Vertrauen genossen hast und ich mich deshalb auf alles einlassen konnte. Deine Stimme wirkt auf mich sehr beruhigend.»

«Danke, Bella.»

Gustav wirft in seinem Feedback ein, dass ihm die kurzfristige und auf die Bedürfnisse der Gruppe abgestimmte Planänderung am gestrigen Tag sehr gut gefallen hat.

«Das habe ich sehr gern gemacht. Und was nützt es, meinen Stremel hier durchzuziehen, obwohl der Bedarf anders ist. Die Wanderung hat auch mir große Freude bereitet. Ich möchte mich an dieser Stelle bei *euch* bedanken. Ihr wart eine ganz besondere Gruppe und es hat mir Spaß gemacht, diese intensive Zeit hier mit euch zu verbringen. Ich hoffe, dass ihr später gut nach Hause kommt, und wer Lust hat, kann gern das nächste Retreat im kommenden Jahr buchen. Alle Infos dazu findet ihr auf meiner Seite.»

Karl wird ein kleiner Applaus zuteil, der ihm offensichtlich schmeichelt. Wir räumen den Seminarraum auf und sitzen wenig später noch gemeinsam am Mittagstisch. Zum letzten Mal hat Edith ein leckeres Mahl für uns gezaubert.

Kurz vor meiner Abreise bedanke ich mich persönlich bei Nirmala und Edith und nehme mir fest vor, Nirmalas Verein zu unterstützen. Ich habe drei Kinder zu Hause, für die der Schulbesuch ganz normal ist und denen es darüber hinaus an nichts fehlt. Die Idee, für jedes meiner Kinder einem Kind in Indien die schulische Bildung zu ermöglichen, erfüllt mich mit Stolz und Freude.

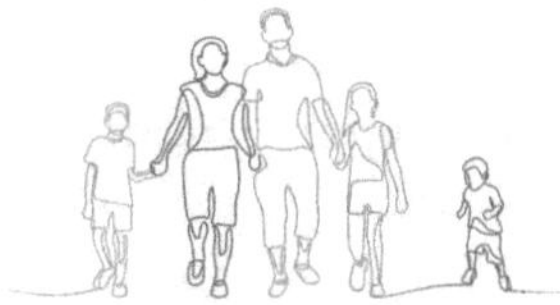

31

Ich gehe ein letztes Mal durch die Tür des Wintergartens hinaus ins Freie. *Wie schön die Linde erst in voller Pracht aussehen muss.* Ich lasse meinen Blick über die Landschaft streifen, atme tief ein. *Dieser Platz besitzt seine eigene Magie und jetzt geht es zurück in dein Leben, liebe Bella.*

Dann setze ich mich in mein Auto und atme tief durch. Beim Blick in den Rückspiegel nicke ich mir freudvoll zu.

Nach wenigen Stunden über Landstraßen und Alleen fahre ich die Auffahrt zu unserem Haus hoch. Der Vorhang im Kinderzimmer wird schwungvoll beiseitegeschoben und ich sehe Bennos strahlendes Gesicht. Den Mund und die Augen weit aufgerissen, scheint er in unbändige Freude auszubrechen und ist schon gleich wieder verschwunden. Nur einen Augenblick später öffnet sich die Haustür und Benno steht auf dem Abtreter.

Nur in kurzer Hose und T-Shirt bekleidet versucht Paul ihn ins Haus zurückzulotsen hat aber keine Chance. Zu groß ist die Freude über meine Rückkehr. Nun hat auch Oskar spitzbekommen, dass Mama zurück ist, und kommt ebenso angelaufen. Als ich die Fahrertür zuwerfe, rufen beide wie aus einem Mund: «Mami, Mami!»

Vielleicht sollte ich öfter mal ein paar Tage wegfahren, damit wir uns alle ein wenig vermissen und wieder deutlich spüren, was wir aneinander haben.

«Hallo, meine lieben Schätze! Ach, was hab ich euch vermisst, ihr Süßen!» Fest umarme ich meine Söhne und möchte sie am liebsten nie wieder loslassen.

«Hallo, hast du mich auch vermisst?», fragt Paul aus dem Hintergrund.

Nun löse ich mich aus der Umarmung meiner beiden Jungs und richte mich auf. Meine Stirn ist in Falten gelegt und der Kopf wackelt leicht hin und her.

«Na ja, dich jetzt eher weniger …», witzle ich und kann mir das Lachen nicht verkneifen, während ich meinem Mann in die Arme falle. «*Natürlich* hab ich dich vermisst, und wie! Die Auszeit war nötig und schön und magisch, aber ich weiß, wo mein Platz ist: Hier bei euch. Und alles andere wird sich finden. Ist Jette auch da?»

«Ja, sie ist in ihrem Zimmer.» Paul legt seinen Arm um meine Schulter und geleitet mich so ins Haus. Die Jungs hüpfen aufgeregt vornweg. Schon vom Flur aus sehe ich einen Strauß Rosen auf dem Wohnzimmertisch stehen. *Wow, was für ein Empfang!*

Ich klopfe an Jettes Zimmertür.

«Ja?»

Als ich öffne, strahlt sie mich an.

«Hallo, mein Schatz.»

«Ich hab gar nicht mitbekommen, dass du zurück bist.» Jette steht auf und umarmt mich fest. «Schön, dass du wieder da bist, Mama.»

«Ich freu mich auch.»

Nachdem ich meine Sachen ausgepackt und mit Paul gemeinsam das Abendbrot vorbereitet habe, sitzen wir nun alle wieder an einem Tisch. Mein Blick schweift unbemerkt von einem zum nächsten. Ich spüre die tiefe Verbundenheit zu diesen Menschen, die trotz meiner Ausbrüche und hässlichen Gesichter immer da sind. Und wenn mir die Auszeit eines gezeigt hat, dann, wie zerbrechlich dieses Gebilde ist. Familie ist der Ort, an dem ich mich wohl und geborgen fühle. Meine Familie erfüllt mich mit Stolz und tiefer Liebe. Tränen steigen mir in die Augen.

Jette sieht mich an. «Mama, was ist mit dir? Bist du traurig?»

Nun schauen mich alle an.

«Nein, ich möchte euch sagen …» Der Kloß in meinem Hals will mir das Sprechen erschweren, aber das lasse ich nicht zu. Ich atme tief durch und schlucke. «Ich möchte euch sagen, dass ihr für mich die wundervollsten und wertvollsten Menschen auf diesem Planeten seid. Egal, was kommen mag – euer Rückhalt bedeutet mir alles … wirklich *alles*.»

Oskar wirft sich in meinen Schoß. Und auch die anderen stehen nun auf und umarmen mich herzlich. In diesem Augenblick spüre ich die Kraft und bin mir sicher, dass wir alles gemeinsam schaffen können.

Wir bleiben an diesem Abend eine gefühlte Ewigkeit sitzen, weil jeder noch berichten möchte, was das Wochenende allein mit Papa so besonders gemacht hat. Später falle ich erschöpft ins Bett und in einen tiefen und traumlosen Schlaf.

Am nächsten Morgen beginnt für mich wieder der Alltag. Ich mache den Kids Frühstück und helfe Oskar beim Zähneputzen. Die Aufgaben sind dieselben wie vor dem Retreat, aber ich bemerke eine veränderte Haltung in mir. Alles läuft sehr viel ruhiger ab. Step by Step. Eine Sache nach der anderen. Und durch mein achtsames Vorgehen scheinen auch die Kinder ihre Aufgaben entspannter anzugehen.

Als die Tür hinter den vieren ins Schloss fällt, ist es still im Haus. Für einen Moment stehe ich da und fühle mich alleingelassen. Da kommt mir eine Melodie in den Sinn. *Warum eigentlich nicht, Bella? Versuch es.*

Auf dem Weg ins Badezimmer schnappe ich mir die Lautsprecherbox und mein Handy. Karl hatte mir den Link zu der Plattform geschickt, auf der er die Meditation der Himmelsrichtungen gefunden hat. Vor dem Spiegel stehend lege ich meine Hände aufs Herz und atme tief ein. Als der erste Takt einsetzt, beginne ich mit der Bewegung und versinke förmlich in der Melodie. Langsam und achtsam gleite ich über den Boden in jede der

Himmelsrichtungen. In der Abschlusssequenz fällt mir erst auf, dass ich das Gefühl habe, nicht allein zu sein. Im Spiegel vor mir macht es mir mein Gegenüber gleich. In der Bewegung nach links und rechts sind es das Fenster und der Handspiegel, die mein sich wiegendes Ich wiedergeben. Nur in der Rückwärtsbewegung, beim Blick zurück in die Vergangenheit, bin ich allein.

Damit muss ich klarkommen. Ich werde hinschauen und endlich aufarbeiten, gebe ich mir das Versprechen und komme mit den Händen auf dem Herz zum Stehen.

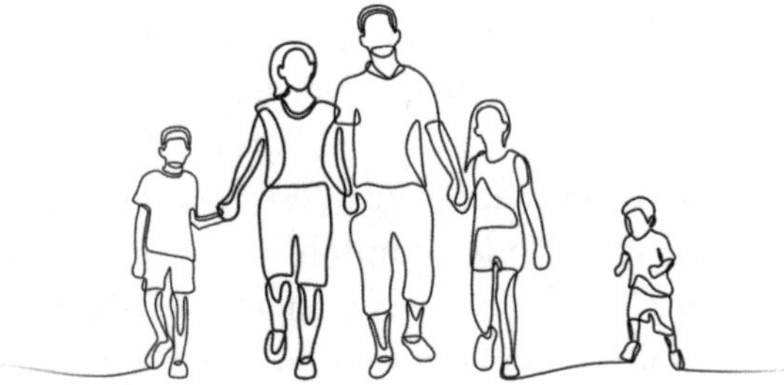

Geschenk für dich

Mit meinem Debüt «Liebe rein, Scheiße raus» zeige ich, dass es einen Weg aus der Misere gibt, selbst wenn er steinig ist. Ich erlaube dir mit diesem Roman, einen schonungslosen Blick hinter eine scheinbar makellose Fassade. Mit Mut und dem starken Willen zur Veränderung hat jeder die Kraft, die Dinge zum Positiven zu verändern!
Das der Roman einen autobiografischen Hintergrund hat, hast du bereits im Vorwort erfahren. Bist du an persönlichen Details oder genaueren Informationen zu meinem Weg interessiert? Dann melde dich gern hier an und erhalte Post von mir:

https://anja-jahnke.com/debuetnewsletter

Wenn du Isabella und mich weiter auf unserer Reise begleiten möchtest, dann freuen wir uns über aktive Unterstützung. Auf meiner Homepage **www.anja-jahnke.com** kannst du dich auch für

meinen Newsletter anmelden – gern teile ich darüber Gedanken und Gefühle, aber auch die neuesten Entwicklungen mit dir.
Wenn dich dieser erste Teil berührt hat, bitte ich dich um einen Gefallen: Verschenk mein Buch auch an andere oder empfehle es weiter. Teile in den sozialen Netzwerken deine Gedanken zu «Liebe rein, Scheiße raus» und vor allem: Schreib bitte eine Rezension. Welche Plattform du dafür nutzt, ist erst mal egal, aber jede Bewertung hilft anderen Lesern und Leserinnen, mein Buch zu finden und sich in meinen Bann ziehen zu lassen.
Ich freue mich außerdem über jedes persönliche Wort, das du mir per Brief, Mail und in den sozialen Netzwerken zukommen lässt, und zum Schluss noch ein Versprechen an dich:

Die Reise geht weiter!

Deine Anja

Danksagung

Ohne die Unterstützung und Liebe meiner Familie wäre dieser Roman nicht zu dem geworden, was er jetzt ist. Daher gilt mein besonderer Dank meinem Mann und meinen Kindern, die bedingungslos hinter mir stehen und diesen für uns alle neuen Weg mit mir gehen.

Wie bereits im Vorwort erwähnt, spielen zahlreiche Menschen bei meiner Entwicklung, und auch bei der meiner Protagonistin, eine tragende Rolle. Mein Dank gilt daher insbesondere Rahmana und Lutz sowie meiner Therapeutin in Berlin, die sich Zeit genommen haben, die sie betreffenden Parts der Geschichte intensiv zu betrachten und mitzugestalten.

Mit Neugierde und etwas Aufregung habe ich mein Debüt in die Hände meiner Lektorin Nina gegeben. Sie begegnete meiner größten Angst, die Geschichte könnte nach dem Lektorat nicht mehr meine eigene sein, bereits im Probelektorat. Nina hat mit ihren humorvollen und liebenswürdigen Kommentaren sowie einem sehr gut strukturierten Feedbackbogen dafür gesorgt, dass «Liebe rein, Scheiße raus» an Tiefe und bildhafter Sprache gewonnen hat. Daher gilt mein großer Dank dir, liebe Nina. Du hast mir geholfen, den bestmöglichen Schliff in meinen Diamanten zu bekommen, und ich freue mich auf die Fortsetzung unserer Zusammenarbeit.

Inspiration und Unterstützung geschieht darüber hinaus auf sehr vielen Ebenen. Ich vermag hier nicht, den Anteil eines jeden Menschen in meiner Entwicklung als Autorin zuzuordnen. Daher danke ich auf diese Weise den vielen besonderen Menschen, die mich begleiten: Lui, Jana, Tina, Antje, Dani, Christelle, Meli, Jen, Uwe, Katja, Mareen W., Melli, Georg, Gabi, Petra, Mareen S., Sarah, Sandy, Theresa, Susanne, Nico, Bonny, Mary, Tanja, Laura, Frau Flügel, Herrn Rosenboom, meiner Hausärztin und meinem Therapeuten in Rostock sowie meinen Eltern.

Zu guter Letzt gilt meine tiefe Dankbarkeit jedem Einzelnen, der mich im Wettbewerb von BOLDbooks unterstützt hat. So konnte mein Debütroman bereits vor der Veröffentlichung Aufsehen erregen, und etliche Leser und Leserinnen warteten gespannt darauf. Eure Unterstützung hat mich durch den Februar 2022 getragen, mir Kraft gegeben und letztlich zu Platz 3 verholfen!

Über mich

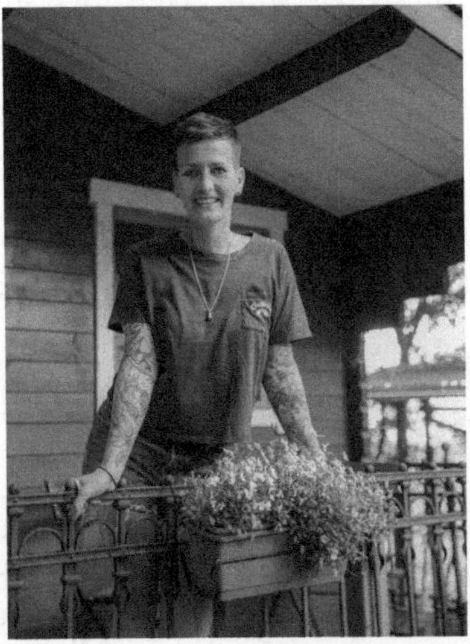

Ich stamme gebürtig aus Dresden und lebe mit meinen drei Kindern und meinem Mann an der Müritz. Mit 38 Jahren habe ich innerhalb einer Lebenskrise die Liebe zum Schreiben entdeckt. Durch einen Fernlehrgang zur Kinder- und Jugendbuchautorin beim ILS Hamburg wurde die Leidenschaft für Literatur endgültig entfacht.
Mit dem Ziel, Bilder im Kopf der Leserschaft zu erzeugen, widme ich mich intensiv meinen Geschichten – dabei wechsle ich gern auch das Publikum. Ich liebe es, gefühlvolle und tragische Romane für Erwachsene zu schreiben. Ebenso

erfinde ich gern Geschichten für Kinder und Jugendliche, die Mut machen und zum Träumen einladen. Doch von der Veröffentlichung für diese Zuhörer bzw. Leser unter dem offenen Pseudonym Frida Müller darf ich noch etwas träumen.

Und hier findest du mich:

Website:	**www.anja-jahnke.com**
Mail:	**info@anja-jahnke.com**
Instagram:	**@anja.jahnke.autorin**
Facebook:	**Autorin Anja Jahnke**

Auf den nächsten Seiten habe ich für dich drei Buchempfehlungen, die mich auf meiner Reise zu mir selbst unterstützt haben.

Unser unermüdliches Streben danach, in allen Bereichen überdurchschnittlich zu sein, schränkt uns eher ein, als dass es uns voranbringt.

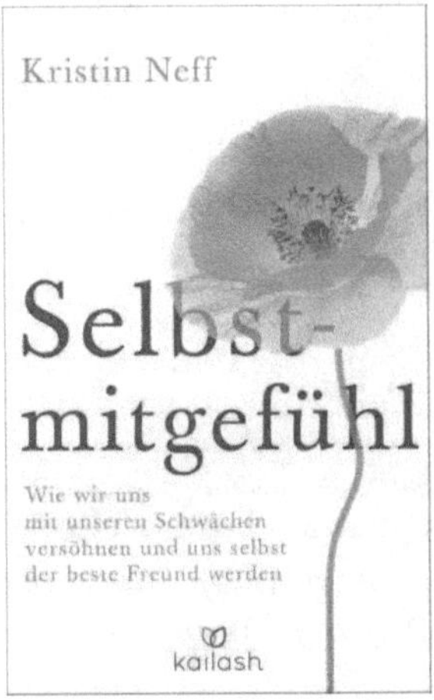

Denn wenn wir scheitern oder unseren eigenen Ansprüchen nicht gerecht werden, kehrt sich Selbst*bewusstsein* rasch um in Selbst*kritik*. Und wir können uns anstrengen, wie wir wollen, es wird immer jemanden geben, der noch intelligenter, erfolgreicher oder attraktiver ist als wir. Was wirklich stärkt, ist Selbst*mitgefühl*.

Kristin Neff erforscht seit vielen Jahren die Fähigkeit, sich selbst freundschaftlich und nachsichtig zu behandeln. Die Auswirkungen sind verblüffend: Selbstmitgefühl schützt vor Burn-out und Depressionen, stärkt die Gesundheit und fördert unsere Beziehungen. Es lässt uns unsere Ziele und Träume optimistischer in die Tat umsetzen. Wir entdecken einen Ort der Wärme und emotionalen Geborgenheit, an dem wir unsere inneren Reserven auffüllen können. Fundiert und einfühlsam untersucht die Autorin die Chancen, die uns Selbstmitgefühl bietet. Tests, Fallbeispiele und in der Praxis erprobte Übungen helfen uns, uns diese heilsame Lebenshaltung anzueignen. Wir schließen Freundschaft mit dem wichtigsten Menschen in unserem Leben: uns selbst.

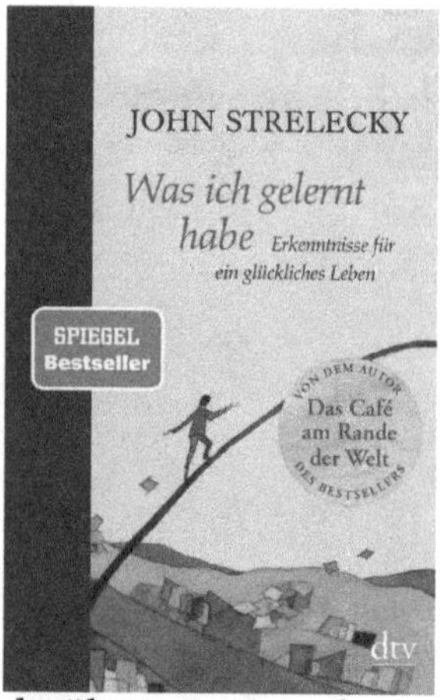

»Jeder Mensch verfügt über Genialität. Jeder hat Dinge gelernt, die das eigene Leben verändert haben. Jeder hat anderen Menschen etwas zu sagen. Dieses Buch habe ich geschrieben, weil ich davon überzeugt bin, dass wir alle uns weiterentwickeln und davon profitieren, wenn wir uns darüber austauschen, was wir gelernt haben.«
John Strelecky, Autor des Weltbestsellers ›Das Café am Rande der Welt‹

Was ihm auf seinen Reisen und daheim auffällt und zum Nachdenken bringt, was ihn beeindruckt und inspiriert, das alles hält John Strelecky in seinem Notizbuch fest. Und er stellt sich nun die Frage: »Was habe ich daraus gelernt?« Der Erfolgsautor lässt uns teilhaben an seinen Beobachtungen, Einfällen und Erkenntnissen zu Themen wie Liebe, Freundschaft, Beziehungen, das eigene Selbst oder Natur. Seine Gedanken dazu sind anregend, nachdenklich machend und immer ein Gewinn.
John Strelecky geht mit offenen Augen durch die Welt, von ihm können wir lernen, unseren Alltag wieder ganz neu wahrzunehmen und zu entdecken.

Jule Pieper möchte alles sein –
nur nicht sie selbst.

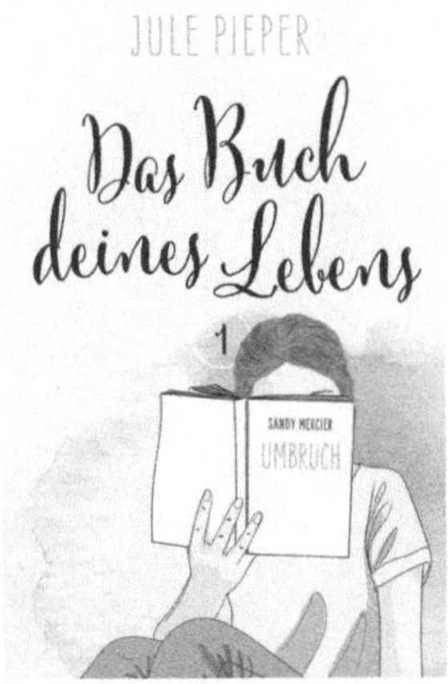

Jeder Tag ist für Jule eine Herausforderung. Langweiliger Job, ätzende Kollegen, nervtötende Mitbewohnerin und ein liebloser Freund mit dem sie nur Sex verbindet. Und der ist noch nichtmal gut.
Am Ende eines weiteren enttäuschenden Tages entdeckt sie

Das Buch deines Lebens – Umbruch.

Jule beginnt darin zu lesen und das stellt ihr Leben total auf den Kopf. Sie spürt, dass sie etwas verändern kann, wenn sie nur will.
Doch ist sie überhaupt bereit für eine Veränderung?